CONTRIBUTION A L'ÉTUDE EXPÉRIMENTALE

DU

CHARBON BACTÉRIDIEN

Par le Docteur

A. RODET

ANCIEN INTERNE DES HÔPITAUX DE LYON

Deux fois lauréat de l'École de médecine

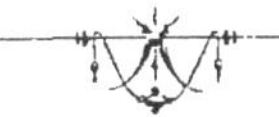

PARIS

G. MASSON, LIBRAIRE DE L'ACADÉMIE DE MÉDECINE

120, Boulevard Saint-Germain, en face de l'École de Médecine.

1881

CONTRIBUTION A L'ÉTUDE EXPÉRIMENTALE

DU

CHARBON BACTÉRIDIEN

IMPRIMERIE A. WALTENER ET Cie, 14, RUE BELLECORDIÈRE, LYON

CONTRIBUTION A L'ÉTUDE EXPÉRIMENTALE

DU

CHARBON BACTÉRIDIEN

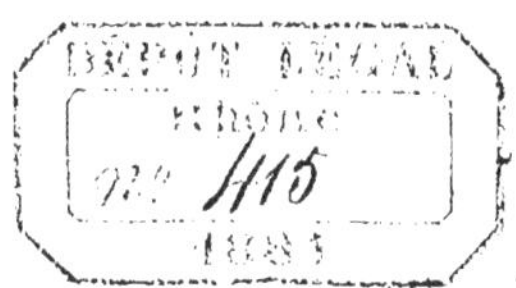

Par le Docteur

A. RODET

ANCIEN INTERNE DES HÔPITAUX DE LYON

Deux fois lauréat de l'École de médecine

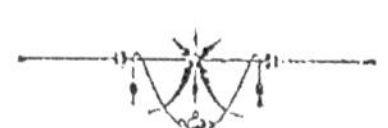

PARIS

G. MASSON, LIBRAIRE DE L'ACADÉMIE DE MÉDECINE

120, Boulevard Saint-Germain, en face de l'École de Médecine.

1881

INTRODUCTION

Pendant le cours de mes études médicales, j'ai plusieurs fois reçu de mon père le conseil de traiter dans ma thèse inaugurale un sujet relatif à la pathologie expérimentale des maladies contagieuses. Persuadé que la voie nouvelle ouverte par les remarquables travaux de M. Pasteur devait être féconde en éclaircissements scientifiques et en résultats pratiques, il me montrait le but à atteindre dans cette voie comme une belle perspective ouverte aux travailleurs. C'est d'après ses conseils que j'ai entrepris ce modeste travail.

Si mes recherches ont porté sur la maladie charbonneuse, et si je n'ai pas abordé l'étude d'une autre maladie contagieuse intéressant plus directement la pathologie humaine, c'est que, novice dans la science expérimentale, je n'ai pas cru pouvoir m'engager dans un chemin encore inexploré sans risquer de m'égarer. Du reste, je pense qu'une connaissance approfondie de la maladie bactéridienne, c'est-à-dire de celle qui a servi de point de départ et qui sert encore de principale base à la théorie parasitaire, doit être une utile introduction à l'étude expérimentale des autres maladies contagieuses, et que, plus on possèdera de données positives sur la bactéridie charbonneuse, mieux on sera armé pour entreprendre la recherche des microbes auxquels on est généralement porté aujourd'hui à attribuer le rôle d'agents infectieux et virulents.

Les faits que j'ai observés ne formant pas un tout homogène, j'ai dû les consigner dans quatre chapitres bien distincts. Dans un premier chapitre, j'étudierai l'infection bactéridienne par les voies digestives ; dans le deuxième, j'exposerai mes expériences sur la vitesse de propagation de la bactéridie charbonneuse inoculée ; dans le troisième je relaterai une expérience récente et encore inédite de M. Chauveau sur l'état du fœtus porté par une mère charbonneuse; enfin, dans le quatrième et dernier chapitre, j'étudierai une cause de résistance au développement de la bactéridie charbonneuse tant dans l'organisme animal que dans les liquides de culture, d'où je pourrai tirer quelques conclusions relatives à l'action réciproque de l'organisme animal et des bactéridies et à la théorie générale de l'immunité.

C'est M. le professeur Chauveau qui a dirigé mon travail ; il m'a appris à cultiver la bactéridie, il m'a inspiré la plupart de mes recherches, a mis à ma disposition ses expériences personnelles, et n'a cessé de me prodiguer ses savants conseils. Qu'il daigne agréer le témoignage public de ma reconnaissance.

Je tiens également à remercier M. Arloing, qui m'a enseigné quelques détails de manuel opératoire et m'a plus d'une fois aidé de ses lumières, ainsi que M. Kaufmann, répétiteur de physiologie à l'Ecole vétérinaire, qui m'a assisté dans plusieurs expériences.

CHAPITRE I

De l'infection bactéridienne par les voies digestives

La muqueuse digestive peut-elle servir de porte d'entrée aux virus, particulièrement au virus charbonneux? Telle est la question qui a été souvent posée, discutée, et résolue en sens variable par les médecins et les physiologistes, soit au nom de la science pure, soit au point de vue de l'hygiène publique, avec son corollaire pratique, à savoir : les viandes d'animaux morts de maladies contagieuses, spécialement d'animaux charbonneux, peuvent-elles servir à l'alimentation ou doivent-elles être rigoureusement proscrites?

Mais le plus souvent les termes du problème n'ont pas été suffisamment précisés. La question est en effet double, même au point de vue purement théorique : il faut distinguer entre la muqueuse digestive avec plaie et la muqueuse digestive intacte.

Un liquide chargé de bactéridies charbonneuses est déposé sur une plaie de la muqueuse digestive, l'infection se produit ; il n'y a là rien d'étonnant. Le mécanisme est le même que lorsque le liquide est en contact avec une plaie de la peau ; c'est une véritable inoculation.

Si, au contraire, cette muqueuse peut servir de porte d'entrée à la bactéridie charbonneuse sans aucune plaie, aucune éraillure ; si ce microbe peut traverser l'épithélium intact, nous sommes en présence, non plus d'une inoculation comparable à celle qu'on fait à la peau, mais d'une pénétration qui met en œuvre une propriété spéciale de la muqueuse digestive.

Il est, je crois, inutile de prouver que la bactéridie peut s'introduire par une muqueuse blessée. Qu'on inocule une matière charbonneuse à la langue d'un animal susceptible de contracter le charbon, et il mourra de cette maladie aussi sûrement que si on l'avait inoculée à la peau. Qu'on fasse manger à des moutons, comme l'a fait M. Pasteur, des herbes ou des graines arrosées de sang charbonneux ou de cultures bactéridiennes et mélangées d'objets piquants, et les moutons, sinon sûrement, du moins probablement, contracteront le sang de rate.

Mais, s'il est superflu d'insister sur la pénétration

possible du virus charbonneux par une plaie de la muqueuse digestive, il est intéressant de se demander si cette muqueuse ne peut être pénétrée par ce virus qu'à la condition indispensable d'être ulcérée ou éraillée, ou si, au contraire, même intacte, elle peut servir de porte d'entrée à l'infection bactéridienne.

Les faits que j'ai observés au laboratoire de médecine expérimentale me paraissent résoudre assez rigoureusement cette question. Je les exposerai en détail; mais auparavant je vais énumérer les auteurs qui se sont occupés de la question, passer en revue les faits qu'ils ont cités et discuter leurs conclusions.

Morand en 1767, Duhamel en 1768, publièrent l'observation de plusieurs personnes qui mangèrent de la viande provenant d'animaux charbonneux sans en être incommodées.

M. Decroix cita, en 1871, ses expériences personnelles d'ingestion inoffensive de matières virulentes diverses, particulièrement de matières charbonneuses.

Mais ces auteurs n'avaient envisagé que le côté pratique de la question ; leur seul but était de prouver que l'alimentation par les viandes charbonneuses ne présente aucun danger. Ce n'est pas là ma préoccupation. Au point de vue pratique, la question me paraît résolue, en sens inverse de la conclusion des précédents auteurs; car, en admettant comme démontrée l'innocuité absolue d'un aliment de cette nature, pendant tout son trajet dans les voies digestives, il reste assez de danger dans la manipulation et la préparation de ces matières pour en faire proscrire absolument l'usage.

Au point de vue théorique, ces publications n'offrent pas d'intérêt. Qu'importe qu'une famille ait pu se nourrir impunément de viandes provenant d'animaux charbonneux? Peut-on conclure de là que la muqueuse digestive est incapable de se laisser pénétrer par le virus charbonneux? Nullement; car on peut répondre que ces viandes ont été mangées cuites, et qu'un virus qui a subi la cuisson est un virus mort, comme le prouvent les expériences publiées en 1851 par Renault, directeur de l'Ecole vétérinaire d'Alfort.

Les expérimentations faites au seul point de vue de la physiologie pathologique, sont plus en rapport avec mon sujet.

Renault, le premier, en 1851, fit avaler à divers animaux des produits de sécrétion et des débris d'animaux morts du charbon. Le chien, le porc, la poule supportèrent sans aucun malaise cette alimentation; mais il n'en fut pas de même du mouton, de la chèvre, du cheval. Ces animaux contractèrent le charbon; ce qui fit dire à Renault, préoccupé de la cause de cette différence d'action : « Cette immunité « à l'égard de la contagion dont jouissent les carni- « vores et les omnivores alimentés avec des matières « virulentes, alors que celles-ci peuvent produire « tous leurs effets quand elles sont avalées par des « herbivores, paraîtrait tenir à ce que les virus, qui « sont par leur origine des principes de nature essen- « tiellement animale, subissent, dans des organes « destinés à digérer des aliments animaux, des modi- « fications profondes, par suite desquelles ils per- « dent leurs propriétés malfaisantes, ce qu'on ne

« doit pas s'attendre à trouver chez les herbivores « qui par leur organisation ne sont aptes à digérer « que des matières végétales (1). »

L'explication était peut-être ingénieuse; mais elle était erronée, pour plusieurs raisons. D'abord, elle repose essentiellement sur cette idée que les virus, le virus charbonneux en particulier, sont de nature animale. Renault ne savait pas que le principe actif du virus charbonneux est une bactéridie, être vivant qui par sa structure, son mode de prolifération dans les cultures et les phénomènes de sa reproduction, se rapproche plus des végétaux que des animaux. Ensuite, une autopsie attentive lui aurait probablement démontré que l'agent infectieux avait pénétré par la bouche ou le pharynx, c'est-à-dire avant d'avoir subi l'action des sucs chargés de digérer les matières animales; et il en aurait conclu que la différence des résultats obtenus ne tenait pas à une différence de propriétés de ces liquides.

Rien de plus simple que de comprendre la survie du chien, du porc, de la poule; car ces animaux, du moins à l'âge adulte et dans l'état de santé, ne sont pas aptes à l'évolution de la maladie bactéridienne. Quant à la mort des herbivores, comme Renault s'est contenté de leur faire manger des substances charbonneuses, on est tenté de croire qu'elle démontre la pénétration possible des bactéridies à travers

(1) Renault, *Etudes expérimentales et pratiques sur les effets de l'ingestion des matières virulentes dans les voies digestives de l'homme et des animaux domestiques.* (Acad. des sciences, 17 novembre 1851.)

l'épithélium intact. Mais il faut songer que les herbivores ne sont guère accoutumés à manger de tels aliments, et je me demande avec M. Colin si on n'a pas dû recourir à une déglutition forcée qui a pu produire de légères blessures sur la muqueuse buccale.

Les expériences de Renault montrent donc uniquement que dans certaines conditions l'infection bactéridienne peut se faire par la muqueuse digestive, elles n'apprennent rien de certain sur la nécessité d'une plaie.

Renault étudia en même temps les effets de l'ingestion de matières virulentes d'autre nature; j'en parlerai plus loin.

La résistance du chien et du porc à l'inoculation charbonneuse ôte toute importance aux expériences analogues de Reynal (1), toutes négatives, qui ne portèrent que sur ces deux espèces.

M. Boutet, dans une note présentée à l'Académie de médecine le 4 mai 1852, conclut que l'alimentation de l'homme et des animaux avec des débris cadavériques provenant de bêtes charbonneuses ne produit jamais le moindre effet malfaisant. Un seul point, dans cette note, serait peut-être probant, c'est l'innocuité de l'ingestion chez les animaux, mais on ne trouve pas indiqué dans la note sur quelle espèce il a expérimenté.

En 1867, M. Davaine (2), le principal auteur de la

(1) Reynal, *Traité de la police sanitaire des animaux domestiques.*

(2) Davaine, *Bulletins de l'Académie de médecine*, 17 nov. 1868.

théorie parasitaire du charbon, sembla résoudre la question. Il fit manger des viandes charbonneuses à des cobayes, animaux éminemment aptes à contracter la maladie bactéridienne, il vit mourir ses animaux et annonça à l'Académie de médecine que l'infection peut se fairo par la muqueuse digestive.

Ce fait, en raison de l'espèce d'animaux mis en expérience, en raison du nom de leur auteur si compétent en tout ce qui a trait au charbon, doit être enregistré avec soin, à côté de ceux de Renault. Venant s'ajouter aux faits du professeur d'Alfort, il paraissait être suffisamment démonstratif, lorsque M. Colin (1), qui s'est toujours donné pour tâche de contrôler les expériences des autres par des recherches personnelles, lut à l'Académie des sciences, le 18 janvier 1869, une note ayant pour but de renverser les idées émises par MM. Renault et Davaine.

Des arguments de M. Colin, la plupart ne prouvent absolument rien relativement à la question qu'il traite. C'est d'abord l'ingestion inoffensive des matières charbonneuses à des chiens, des porcs, des oiseaux de basse-cour, à cause de l'immunité naturelle de ces animaux; c'est, pour la même raison, l'observation journalière des carnassiers des ménageries et du muséum qui mangent impunément des chairs infectées; c'est enfin l'innocuité souvent constatée, dans l'alimentation de l'homme, des viandes char-

(1) Colin, *L'Ingestion de la chair provenant de bestiaux atteints de maladies charbonneuses peut-elle communiquer ces affections à l'homme et aux animaux*. Comptes-rendus de l'Académie des sciences, 18 janvier 1869.

bonneuses, dont la cuisson détruit la virulence, comme je l'ai dit plus haut. Les seules expériences dont il pouvait logiquement tirer des conclusions, sont celles qu'il fit sur le lapin, cet animal contractant très facilement le charbon.

M. Colin fit manger pendant plusieurs jours à des lapins de la farine et du son arrosés de sang provenant de ruminants morts du charbon. Tous les animaux survécurent. Il obtint le même résultat négatif en barbouillant les lèvres et la langue des lapins avec du sang charbonneux. Ces deux séries d'expériences lui furent inspirées par le désir de se mettre à l'abri d'une cause d'erreur qu'il voyait dans la déglutition forcée. De tous les auteurs déjà cités, M. Colin est le seul qui ait nettement établi la distinction entre l'infection par une muqueuse intacte et l'infection par une plaie, c'est pourquoi il s'est attaché aux conditions les plus capables d'assurer l'intégrité de la muqueuse. Aussi je crois qu'on peut accorder à ces expériences plus d'importance que ne le fait M. Toussaint dans sa thèse (1), où il est dit que les faits négatifs de M. Colin « ne prouvent rien contre les conclusions de Renault. » Ces deux expérimentateurs ne s'étant pas placés dans les mêmes conditions, il n'est pas étonnant que les résultats obtenus aient été différents.

En résumé, pour ne parler que des opinions assises sur des faits importants, Renault et Davaine avaient

(1) Toussaint, *Recherches expérimentales sur la maladie charbonneuse*. Thèse de Lyon, 1879.

conclu de leurs expériences que le charbon pouvait être communiqué par les voies digestives intactes, tandis que M. Colin avait dit, d'après ses observations, que l'infection bactéridienne par les voies digestives exigeait une solution de continuité de l'épithélium. Tel était l'état de la question avant les importants travaux de MM. Pasteur et Toussaint.

On sait que, d'après les études de M. Pasteur, la transmission du charbon se fait, dans les pâturages, par les spores de *bacillus anthracis* conservées pendant des mois et peut-être des années dans la terre, ramenées à la surface par les vers, déposées sur les plantes que broutent les moutons, et finalement mises en contact avec la muqueuse de la bouche ou du pharynx, d'où elles infectent l'animal.

Cette théorie du charbon résulte de nombreuses observations faites sur des moutons qui ont brouté par hasard ou qu'on a parqués intentionnellement sur une fosse, où était enfoui depuis plusieurs mois un animal mort du charbon. Elle résulte aussi de l'autopsie des animaux tués par le charbon dit spontané, qui a démontré l'identité des lésions observées en pareil cas et de celles qu'on détermine par l'inoculation à la bouche.

Néanmoins, pour établir sa théorie sur une base plus certaine, M. Pasteur essaya de nourrir des moutons avec des aliments arrosés de cultures de bactéridies. Presque tous les animaux survécurent; un petit nombre mourut du charbon après une incubation prolongée de 8 à 10 jours. Etonné d'abord du résultat, il supposa qu'il était nécessaire que la muqueuse fût blessée, et il ajouta aux aliments souillés de spores un certain nombre d'objets piquants. La mortalité augmenta beaucoup ; d'où il conclut que, pour contracter le charbon spontané, les moutons devaient probablement brouter des herbes rudes capables de blesser légèrement leur langue ou leurs joues.

M. Pasteur nourrit aussi des cobayes avec des aliments arrosés de cultures de spores, et il remarqua que ces animaux contractaient le charbon par la voie digestive encore plus difficilement que les moutons.

Nous voyons donc M. Pasteur reconnaître à la muqueuse digestive la faculté de servir de porte d'entrée à l'infection bactéridienne, mais à la condition d'être blessée.

M. Toussaint, professeur de physiologie à l'Ecole vétérinaire de Toulouse, dans sa thèse inaugurale (1), soutient la même opinion. De l'identité des lésions du charbon spontané et de celles que détermine une inoculation à la bouche, de la localisation bien nette des altérations ganglionnaires aux ganglions qui reçoivent les lymphatiques de la bouche et du pharynx, et consécutivement à ceux de l'entrée de la poitrine, il conclut à l'infection par la muqueuse de l'entrée des voies digestives. Il croit que la pénétration se fait par une plaie de la muqueuse : « Presque « toujours, dit-il, il existe dans la bouche des ani- « maux des ulcérations ou des plaies plus ou moins « nombreuses. Le plus grand nombre, causé par les

(1) Loc. cit.

« pointes des dents qui ont usé irrégulièrement,
« siège sur les joues ou sur les côtés de la langue;
« les aliments coriaces qui entrent dans la nourri-
« ture des herbivores suffisent aussi pour déterminer
« des plaies ou simplement des fissures qui peuvent
« se guérir facilement. »

MM. Pasteur et Toussaint se sont placés surtout au point de vue pratique. Ils ont spécialement envisagé la question de l'étiologie du charbon dit spontané; mais, en affirmant que c'est par une plaie de la muqueuse de la cavité bucco-pharyngienne que se fait le plus souvent la pénétration du virus charbonneux dans les conditions ordinaires, ils n'ont pas démontré que cette muqueuse fût incapable, sans solution de continuité, d'être traversée par la bactéridie charbonneuse; et, même après leurs travaux, il était permis d'avoir des doutes sur la question.

Je ne pensais pas néanmoins instituer de nouvelles expériences à ce sujet, lorsque le hasard me permit d'observer des faits intéressants d'ingestion de matière charbonneuse. Ces faits se produisirent spontanément, à deux reprises différentes, dans des conditions semblables. Je fis alors des expériences de contrôle, dans le but de concilier les opinions en apparence contradictoires.

Je vais exposer en détail mes observations, et je discuterai les interprétations dont elles sont susceptibles.

Obs. I. — Deux cobayes reçoivent le 24 octobre une inoculation charbonneuse. Le 26, on les trouve morts tous les deux; l'un a été mangé par ses compagnons de cage qui n'ont laissé que la peau, le squelette de la tête, des débris de colonne vertébrale et les os des membres; l'autre a eu un côté de la face dévoré. Des quatorze cobayes qui se livrèrent à ce repas, dix moururent sans bactéridies; la cause de leur mort fut difficile à préciser. On trouva chez la plupart, à l'autopsie, une violente inflammation intestinale, mais il paraît probable qu'ils n'ont pas succombé à une gastro-entérite simple, et qu'il y a eu là une infection indéterminée différente de l'infection bactéridienne. Les quatre autres animaux succombèrent au charbon, avec une très grande quantité de bactéridies dans le sang et dans la rate.

Obs. II. — Le 23 janvier, un cobaye meurt du charbon. Laissé par mégarde dans la cage, il est, comme celui du mois d'octobre, mangé par ses camarades, et on n'en retrouve que la peau retournée avec des débris de squelette.

Le 25, un des animaux qui l'avaient mangé fut trouvé mort, quatre autres le 26, et trois le 27, en tout huit victimes qui toutes présentèrent à l'autopsie les lésions caractéristiques du charbon.

M. Chauveau appela immédiatement mon attention sur ces deux faits; il me fit remarquer l'importance que leur donnaient les conditions de spontanéité dans lesquelles ils s'étaient produits, et me conseilla de traiter dans ma thèse inaugurale la question de l'infection charbonneuse par les voies digestives. Il y aurait peut-être, me dit-il, à revenir sur l'opinion généralement admise que la muqueuse digestive doit être blessée pour se laisser pénétrer par un virus. Il était, en tout cas, intéressant de comparer le mode d'action de ce virus sous ce rapport à celui de tel ou tel autre étudié par lui ou par d'autres expérimentateurs.

La première question qu'on devait se poser en présence de ces faits était celle-ci : par quelle partie des voies digestives s'est faite la pénétration ? Faut-il se contenter de cette notion que c'est de la muqueuse digestive qu'est partie l'infection, ou bien, peut-on aller plus loin, et préciser la région par laquelle le microbe a pénétré ?

A priori, j'étais bien tenté de penser que le point de départ de l'infection était le même que chez les moutons examinés par MM. Pasteur et Toussaint, c'est-à-dire la muqueuse bucco-pharyngienne. Les autopsies confirmèrent cette idée.

Chez le cochon d'Inde, comme chez le lapin, comme chez le mouton, le charbon ne détermine pas, en général, de lésion locale analogue à la pustule maligne de l'homme ; après une inoculation, la plaie se cicatrise rapidement, et tous les symptômes sont des symptômes généraux : c'est la fièvre charbonneuse.

Cependant, à une certaine distance de la partie inoculée, dans la région des ganglions où cette partie envoie ses lymphatiques, on peut souvent constater un œdème parfois volumineux, et presque toujours une notable tuméfaction ganglionnaire ; à un degré considérable, cet état revêt un aspect presque caractéristique.

M. Pasteur (1), dans la relation de ses autopsies de moutons charbonneux, indiqua ces lésions qu'il trouva localisées sous la langue et sur les côtés du pharynx, d'où il conclut que ces animaux s'étaient infectés par la bouche.

M. Colin (2) étudia l'ordre d'apparition des foyers virulents après une inoculation charbonneuse ; il montra que les ganglions qui reçoivent les lymphatiques du point inoculé possèdent la virulence bien avant le sang et les autres organes.

M. Toussaint (3) s'attacha à déterminer le mode d'envahissement de l'organisme par les bactéridies ; le premier, il insista sur leur prolifération dans les lymphatiques de la région inoculée et surtout dans les ganglions qui reçoivent ces vaisseaux. Sa note est postérieure à celle de M. Colin, mais le point de vue de ces deux auteurs était tout différent. M. Colin ne recherchait que la virulence, qu'il n'attribuait pas aux bactéridies, puisqu'il prétendait que les ganglions étaient virulents avant d'en contenir. M. Toussaint avait en vue l'envahissement par les bactéridies ; et il a le mérite de les avoir vues le premier proliférer d'une façon prodigieuse dans l'intérieur des premiers ganglions.

(1) Pasteur, avec la collaboration de MM. Chamberland et Roux, *De l'étiologie du charbon.* C.-r. de l'Académie des sciences, 12 juillet 1880.

(2) Colin, *Sur le développement successif des foyers virulents pendant la période d'incubation des maladies charbonneuses.* (*Bull. de l'Acad. de méd.*, 5 mars 1878).

(3) Toussaint, *Théorie de l'action des bactéridies dans le charbon.* C.-r. de l'Acad. des sciences, 15 avril 1878.

C'est en nous basant sur l'état des ganglions que nous avons pu déterminer la région par laquelle le virus charbonneux avait pénétré chez nos cochons d'Inde.

Par l'examen à l'œil nu, on a déjà des présomptions souvent très grandes. On trouve ordinairement autour des ganglions un œdème qui acquiert parfois de très grandes proportions; les ganglions eux-mêmes, augmentés de volume, parfois, il est vrai, d'une façon peu marquée, sont mous, infiltrés, marbrés de taches sanguines. S'il reste des doutes, l'examen microscopique les lève entièrement; non pas celui de la lymphe de l'œdème, qui est souvent très pauvre en bactéridies, mais celui des ganglions; ces organes contiennent un nombre parfois véritablement prodigieux de bactéridies, qui sont là, répandues à profusion dans le suc ganglionnaire, mélangées aux globules blancs, ou bien accumulées en curieux amas, en élégants feutrages.

L'aspect des ces ganglions, qui se sont trouvés les premiers sur le trajet de la matière virulente, est tout à fait analogue à celui d'une rate charbonneuse au moment de la mort. C'est que dans ces organes, de même que dans la rate, les bactéridies prolifèrent, se multiplient avec une prodigieuse rapidité dans le parenchyme, tandis que dans les ganglions éloignés on ne trouve que celles qui sont contenues avec le sang dans le réseau capillaire sanguin et qui ne sont pas nées sur place.

Eh bien, cet examen des ganglions nous a permis d'affirmer que le point de départ de l'infection de nos cobayes a été la muqueuse des premières voies digestives, bouche et pharynx.

Chez presque tous nous avons constaté de l'œdème, parfois énorme, dans la région sous-maxillaire, dans la partie antérieure du cou, ainsi que la tuméfaction des ganglions de ces régions; chez tous nous avons trouvé un ou plusieurs ganglions qui présentaient l'abondance caractéristique des bactéridies.

Sans doute, les lésions ne furent pas semblables chez tous, elles présentèrent quelques modifications de détail: chez les uns elles étaient symétriques, chez d'autres elles prédominaient d'un côté; ici elles s'étendaient à plusieurs ganglions en série sur les côtés du pharynx ou de l'œsophage, ailleurs elles étaient localisées à un seul ganglion, sous-maxillaire ou péripharyngien. Mais toujours on eut la preuve évidente que l'agent infectieux avait pénétré par la muqueuse buccale ou pharyngienne.

Tout différent était l'état des autres ganglions situés sur le trajet du tube digestif. On examina de préférence la masse ganglionnaire mésentérique relativement volumineuse, connue sous le nom de pancréas d'Aselli, qui aurait été le siège des principales lésions au cas où la pénétration se serait faite par la muqueuse intestinale. Une fois, il est vrai, le nombre des bactéridies fut trouvé dans cet organe assez considérable pour qu'on dût admettre qu'elles étaient autochtones, nées sur place; mais, néanmoins, on observa toujours un contraste marqué entre l'état de ce ganglion abdominal et celui des ganglions de la bouche et du pharynx.

Quant à préciser davantage, quant à dire par quelle partie de la cavité bucco-pharyngienne s'est faite la pénétration, si c'est par la langue, par les joues, par le pharynx, par les amygdales, c'est ce qui me parait difficile ; il est probable que le mécanisme n'a pas été absolument le même dans tous les cas.

En résumé : douze cochons d'Inde, après avoir mangé des animaux morts du charbon, ont succombé à une infection bactéridienne qui a eu pour point de départ la muqueuse des premières voies digestives.

Ces faits ont une grande analogie avec ceux observés par Renault et Davaine. Aussi nous parurent-ils devoir motiver la même conclusion que celle de ces expérimentateurs, à savoir : que la muqueuse digestive est capable de servir de porte d'entrée à la bactéridie charbonneuse, et que l'épithélium intact n'est pas un obstacle à cette pénétration. Il nous semblait, en effet, difficile d'admettre que 4 cobayes de la première série et surtout 8 de la seconde présentassent en même temps des plaies de la bouche ; cette coïncidence nous paraissait peu probable. Mais, pour ne pas nous en tenir à une idée théorique, nous fîmes l'examen de la cavité bucco-pharyngienne de plusieurs de ces animaux ; la muqueuse nous a toujours paru intacte.

Nous pensions alors devoir nous élever contre les idées généralement admises et dire : la bactéridie charbonneuse peut infecter l'économie en pénétrant la muqueuse de la bouche, malgré l'intégrité de l'épithélium. Pourtant nous ne voulions pas donner ce mode de pénétration comme très facile ; car, d'une part, malgré leur très grande aptitude à l'évolution de la maladie bactéridienne, tous les cobayes ne moururent pas du charbon, et d'autre part plusieurs moururent tardivement, plus de trois jours après l'ingestion, ce qui pour cette espèce d'animal est une durée tout-à-fait insolite.

Mais en concluant dans ce sens, avec Renault et Davaine, nous avions droit de nous étonner des résultats obtenus par M. Colin, et surtout nous devions tenir grand compte de l'opinion de M. Pasteur et du fait, déjà cité, observé par cet éminent expérimentateur, qui, donnant à manger à des moutons et à des cochons d'Inde des aliments arrosés de cultures bactéridiennes riches en spores, vit que ces animaux ne mouraient qu'en très petit nombre lorsqu'on ne prenait pas le soin de mélanger aux aliments des objets piquants.

Nous nous sommes demandé alors quelle pouvait être la cause de cette différence ; et nous avons pensé qu'elle tenait peut-être à ce que M. Pasteur faisait ingérer à ses animaux des spores, tandis que nos cochons d'Inde avaient avalé des bactéridies en bâtonnets.

Cette idée était fausse, mais elle eut l'avantage de nous inspirer l'expérience suivante :

Obs. III. — Le 29 avril, on place dans une caisse cinq cochons d'Inde, et on leur donne comme nourriture de l'herbe et des graines souillées avec soin du sang charbonneux d'un animal récemment mort, auquel on a mélangé la pulpe splénique extrêmement riche en bactéridies. On s'assure qu'ils mangent ces aliments avec avidité.

Dans une caisse semblable on enferme cinq autres cochons

d'Inde, et on leur donne les mêmes aliments arrosés de cultures bactéridiennes riches en spores.

Le 2 mai, on trouve mort un des cobayes de la première caisse. Son sang ne contient pas de bactéridies, sa rate est petite, sans bactéridies également ; il n'est pas mort du charbon.

Le 7 mai, nouvelle mort d'un cobaye de la même série.

Le 8, mort de deux cobayes de la deuxième caisse.

Le 10, mort de deux nouveaux cobayes, l'un de la première série, l'autre de la seconde.

Chez tous, même absence des lésions de la maladie bactéridienne : rate petite, sans bactéridies, pas de tuméfaction des ganglions sous-maxillaires.

Quelle a été la cause de leur mort ?

Il est difficile de croire dans ce cas à une mort accidentelle, par simple coïncidence, sans rapport de cause à effet avec l'alimentation à laquelle nous les avons soumis. Je crois avec M. Chauveau que ces animaux ont succombé à une infection spéciale, différente de l'infection bactéridienne, qui a probablement joué aussi un grand rôle dans la mortalité des animaux de la série du 24 octobre. Il eût été intéressant de faire des essais de culture avec le sang de ces animaux dans le but d'en déterminer la nature. Le temps m'a manqué pour cela ; mais je dois dire qu'il ne s'agit probablement pas de la septicémie facilement produite par les matières putréfiées, car j'ai inoculé la substance du foie et de la rate d'un de ces cobayes à un lapin, animal admirablement apte à mourir de cette maladie, et ce lapin a survécu.

Quoiqu'il en soit, pour en revenir au point de vue que j'envisage ici, celui de l'infection bactéridienne par les voies digestives, ces animaux n'ont contracté le charbon ni en ingérant de la rate et du sang charbonneux, ni en ingérant des spores.

L'expérience était instructive, mais non pas au point de vue pour lequel je l'avais instituée. Je pensais trouver une différence d'action entre les spores d'une part et les bactéridies de l'autre, ce qui aurait rendu compte de la différence entre les premiers faits et ceux de M. Pasteur. Bien loin de là, les unes et les autres se sont comportées de même, et, ingérées par des animaux de même espèce, placés dans les mêmes conditions, à l'abri de toute cause de traumatisme de la muqueuse buccale, elles n'ont déterminé le charbon chez aucun d'eux.

Des premiers faits, nous étions tentés de conclure à la facile infection par la muqueuse digestive intacte; ce dernier semblait motiver une conclusion contraire. En présence de ces résultats en apparence contradictoires, je dois les comparer et établir entre eux une conciliation. La différence des résultats doit être expliquée par la différence des conditions.

Si les observations des mois d'octobre et janvier diffèrent sur plus d'un point de l'expérience du mois de mai faite avec des cultures, c'est-à-dire avec des spores de bacillus, elles se rapprochent davantage de l'expérience où l'on a employé comme matière infectante une rate et du sang charbonneux. Dans les deux cas, les cobayes ont ingéré des matières cadavériques d'un animal récemment mort du charbon. Mais ce qui me paraît constituer la principale différence, c'est que les uns ont avalé ces matières à l'état liquide, tandis que les autres, s'attaquant à des animaux entiers, ont dû les dépecer, les ronger, déglutir difficilement ces matières animales dont ils n'ont pas l'habitude de se nourrir ; et même, vu l'état dans lequel ils ont laissé les squelettes, briser les os. N'est-il pas logique d'admettre qu'en mangeant ces matières mélangées de débris osseux, ils ont pu blesser leur muqueuse buccale ? Il n'est pas nécessaire d'un effort bien considérable pour produire des éraillures sur la délicate muqueuse de la bouche d'un cochon d'Inde, avec des fragments d'os irrégulièrement brisés ; les efforts de déglutition qu'ils ont dû faire me paraissent avoir été plus que suffisants. Je n'ai pas trouvé, il est vrai, de plaie dans la bouche de quelques-uns de ces cobayes que j'ai examinés, mais de là à dire que la muqueuse était intacte il y a loin : si l'on songe à l'extrême ténuité d'une bactéridie certainement inférieure à 0,^{mm}001, on comprend qu'il ne soit pas nécessaire pour sa pénétration d'une plaie bien appréciable, et qu'une solution de continuité de l'épithélium impossible à découvrir à l'œil nu puisse largement suffire au passage de ce microbe.

Ainsi donc : d'une part, des animaux avalent du sang charbonneux, ils ne contractent pas le charbon ; d'autre part, des animaux de même espèce mangent un cadavre qu'ils dépècent eux-mêmes, ils avalent, avec la chair et les viscères des débris osseux, et ils succombent à l'infection bactéridienne, dont le point de départ a été la muqueuse bucco-pharyngienne.

Je crois pouvoir en tirer la conclusion suivante :

La pénétration des bactéridies charbonneuses à

travers la muqueuse digestive est, sinon impossible, du moins très difficile par l'estomac et l'intestin. Par la bouche ou le pharynx, elle se fait plus facilement; mais il paraît nécessaire qu'aux aliments soient mêlés des corps capables de blesser l'épithélium.

Cette conclusion confirme entièrement la manière de voir de M. Pasteur. Aussi je crois avec lui que si, dans les pâturages, les moutons s'infectent par la bouche, c'est que la pénétration des bactéridies est facilitée par certaines herbes rudes et piquantes; et même je ne pense pas qu'il suffise pour cela que les herbes soient munies de poils fins comme ceux des orties, car j'ai fait manger à des cobayes des orties arrosées de sang charbonneux sans réussir à leur communiquer le charbon.

Après avoir étudié la question de l'infection charbonneuse par les voies digestives, il me semble intéressant de jeter un rapide coup d'œil sur les autres maladies contagieuses envisagées au même point de vue. Ce n'est pas une généralisation que je veux faire; en pareille matière, généraliser, c'est s'exposer à de graves erreurs. La théorie parasitaire des maladies contagieuses repose sans doute sur des bases sérieuses, et les travaux de M. Pasteur donnent un solide appui à l'opinion qui ne voit dans tout virus, dans tout contage, qu'un microbe, et dans toute maladie transmissible, infectieuse ou virulente, que les effets de l'évolution d'un parasite. Mais à supposer que cette idée soit à bon droit susceptible d'une telle généralisation, est-ce à dire que tous les virus doivent agir par des procédés généraux absolument semblables? Est-ce à dire que tous les microbes doivent avoir des modes d'action identiques. Non, sans doute ; et je n'en veux pour preuve que la manière variable dont les différents virus se comportent en présence de la muqueuse digestive.

Les plus anciennes expériences furent faites par Decourtivronet et Vicq d'Azyr sur la peste bovine; l'ingestion des matières virulentes communiqua la maladie.

Renault (1) fit avaler à plusieurs espèces d'animaux des produits de sécrétion et des débris de bêtes mortes de diverses maladies contagieuses. La plupart des expériences donnèrent des résultats négatifs; mais, dans ces cas, en général, les animaux choisis constituaient un terrain défavorable pour la maladie qu'on cherchait à leur communiquer; j'en excepte le fait relatif à la rage. Des chiens avalèrent de la salive d'animal enragé et ne furent pas infectés; en raison de la grande aptitude du chien à contracter la rage, ce fait semble réellement prouver que le virus rabique ne peut pas pénétrer la muqueuse digestive.

Les résultats positifs furent obtenus avec le virus de la morve sur le cheval et celui du choléra des poules sur les gallinacés. Après avoir insisté sur l'innocuité de l'ingestion des matières morveuses dans les voies digestives des chiens, des porcs et des poules, ce qui n'est guère concluant, puisque ces animaux ne sont pas aptes à l'évolution normale de la morve,

(1) Loc. cit.

Renault ajoute que les matières morveuses ne sont pas avalées impunément par le cheval. De même pour le choléra des poules : il n'eut que des insuccès en faisant avaler au chien et au porc des débris virulents, mais il réussit à communiquer à des poules l'infection par cette voie.

Le choléra des poules a été aussi étudié à ce point de vue par M. Pietro Piana (1), assistant d'anatomie pathologique à l'École vétérinaire de l'Université de Bologne. Il a fait boire aux oiseaux de l'eau souillée de matières provenant du tube digestif, il les a nourris de fragments de mésentère et de foie, ainsi que de sang de bêtes ayant succombé au choléra des poules, et il n'a pas réussi à leur communiquer la maladie.

Gaspard, d'abord, puis MM. Coze et Feltz, communiquèrent la septicémie par les voies digestives. Gaspard, modeste médecin de Saint-Etienne, qui eut le mérite de s'adresser le premier à l'expérimentation pour éclaircir la question si complexe de la putridité, fit ingérer à des animaux des substances putréfiées et vit se produire les mêmes accidents généraux que par l'introduction directe de ces substances dans le sang, toutefois d'une manière plus lente et moins sûre.

Dans ces dernières années, MM. Coze et Feltz (2),

(1) *Gazetta medico-veterinaria*, 1876. — Traduction et analyse par M. Cornevin in *Journal de médecine vétérinaire et de zootechnie*, 1876.

(2) COZE et FELTZ, *Recherches cliniques et expérimentales sur les maladies infectieuses*. Paris, 1872.

auteurs d'un important travail sur la septicémie expérimentale, ont obtenu le même résultat en introduisant des matières putrides dans le rectum ou l'estomac. Comme Gaspard, ils ont, par ce procédé, produit l'infection, mais non d'une façon constante.

Il me reste à signaler les remarquables expériences d'ingestion faites par M. Chauveau sur la vaccine, la clavelée et la tuberculose.

M. Chauveau étudia parallèlement la vaccine et la clavelée, dans le but d'établir la théorie de la contagion miasmatique, en prenant la vaccine comme type des maladies virulentes non infectieuses et la clavelée comme type des maladies infectieuses (1). Il se demanda si la différence entre les deux virus, l'un, le virus de la clavelée, se transmettant à distance par le milieu extérieur, l'autre, le virus vaccin, étant incapable de ce mode de transmission, si cette différence, dis-je, ne tenait pas à ce que telle voie d'introduction qui conviendrait à l'un d'eux ne conviendrait pas à l'autre; et il étudia alors les effets de ces virus en contact avec les principales surfaces, peau, muqueuse respiratoire et muqueuse digestive. Des résultats obtenus, je ne mentionnerai pour le moment que ceux qui ont trait à l'ingestion dans le tube digestif.

M. Chauveau a fait avaler à des moutons du virus claveleux, et il a presque toujours réussi à déterminer chez eux la maladie. Il résume ses expériences à ce

(1) CHAUVEAU, *Théorie de la contagion médiate ou miasmatique, encore appelée infection* (*Gazette hebdomadaire*, 30 octobre 1868).

sujet, en disant que, pour la clavelée, l'infection par les voies digestives réussit presque à coup sûr.

D'ailleurs, avant lui, Roche-Lubin et Belliol, par l'ingestion de croûtes de pustules de clavelée, avaient communiqué la maladie, et ils avaient proposé cette pratique comme méthode de clavelisation préventive.

Pour le vaccin, la muqueuse digestive a paru également à M. Chauveau constituer une facile voie d'entrée. Il a donné à des chevaux, par ingestion de vaccin, une éruption tout à fait semblable à celle du horse-pox spontané. Il est vrai qu'il n'a pas obtenu ce résultat aussi facilement que pour la clavelée; mais cette différence peut s'expliquer suffisamment par la remarquable pauvreté, en granulations virulentes, du virus vaccin comparé au virus de la clavelée; ce qui le prouve, c'est qu'après avoir dilué celui-ci dans une quantité d'eau qui le rendait aussi pauvre que le vaccin, on a obtenu avec les deux virus une égale proportion d'insuccès. On est d'ailleurs autorisé à admettre que le vaccin est facilement absorbé par la muqueuse digestive, si l'on considère qu'on obtient par cette voie l'éruption vaccinale aussi facilement que par l'injection directe du vaccin dans les vaisseaux.

Voilà donc deux virus capables d'infecter l'économie en pénétrant la muqueuse digestive; les conditions dans lesquelles les expériences ont été faites ne permettent pas de supposer que cette muqueuse a dû être blessée. Il n'est, du reste, pas étonnant que la vaccine et la clavelée possèdent ce point de ressemblance; elles sont reliées l'une à l'autre par la variole, sœur de la vaccine et très analogue à la clavelée. Ce rapprochement m'amène à citer la pratique d'inoculation variolique, usitée chez certains peuples orientaux par l'ingestion, dans les voies digestives, de croûtes de pustules de variole; ce qui conduit à penser que le virus variolique doit se comporter à cet égard comme le virus vaccin et celui de la clavelée, et que s'il était permis d'instituer pour lui des expérimentations sur l'homme semblables à celles de M. Chauveau pour la clavelée et la vaccine, on obtiendrait des résultats semblables. On a fait ingérer des matières chargées de virus variolique à des animaux aptes à une certaine évolution de la variole. Mais les résultats négatifs obtenus ne prouvent rien ; car chez l'homme seul la variole est normale, complète; chez les animaux, cheval ou vache, on n'obtient, par l'inoculation à la peau, qu'une maladie n'ayant qu'une ressemblance éloignée avec celle de l'homme. Aussi ne doit-on pas s'étonner, et ne peut-on rien conclure de ce que l'ingestion de virus variolique ne produit pas d'infection chez ces animaux, la muqueuse digestive s'étant toujours montrée, même pour la vaccine et la clavelée dans les expériences de M. Chauveau, une voie d'entrée beaucoup moins propice qu'une plaie d'inoculation.

Il me reste à parler de l'infection tuberculeuse par ingestion. Lorsque Villemin eut annoncé au monde médical que la tuberculose était une affection contagieuse et virulente, en relatant à l'appui de sa thèse les résultats de ses nombreuses inoculations de détritus pulmonaires de phtisiques, et que plusieurs expérimentateurs lui eurent objecté qu'ils avaient obtenu les mêmes effets en inoculant des matières très disparates, débris d'organes non tuberculeux, voire même des fragments de corps inorganiques, M. Chauveau voulut faire la lumière dans ce problème obscur. Instruit par ses expériences sur la vaccine et la clavelée, il pensa que l'ingestion d'organes de phtisiques pourrait jeter un certain jour sur la question de la virulence de la tuberculose.

Il fit avaler, dans plusieurs séries d'expériences, de la matière tuberculeuse, d'abord et de préférence à des animaux de l'espèce bovine, si aptes à l'évolution de la tuberculose, qu'il choisissait dans les meilleures conditions de santé, ensuite à des porcs et à des chats. Il trouva constamment à l'autopsie des lésions spécifiques qui ne pouvaient laisser aucun doute sur l'action des substances ingérées. Dans les relations de ses expériences (1), M. Chauveau insiste sur l'intensité des lésions de l'appareil digestif, qui l'emportaient de beaucoup sur celles des organes respiratoires : c'étaient des ulcérations intestinales grandes et très nombreuses, les unes sur les plaques de Peyer, les autres en dehors d'elles, et une infiltration manifeste du tissu adénoïde de la base de la langue et des amygdales, avec forte altération des ganglions lymphatiques voisins. La région la plus malade variait

(1) Chauveau. *Application des connaissances des conditions de l'infection à l'étude de la contagion de la phtisie pulmonaire. — Démonstration de la virulence de la tuberculose par les effets de l'ingestion de la matière tuberculeuse dans les voies digestives. — Corollaires relatifs à l'hygiène privée et à l'hygiène publique. (Bulletins de l'Acad. de médecine*, 17 novembre 1868).

Chauveau, *Lettre à Villemin.(Gazette hebdomadaire*, 5 avril 1872).

suivant les espèces animales, montrant que l'infection s'était faite de préférence, tantôt dans la partie sus-diaphragmatique, tantôt dans la partie sous-diaphragmatique du tube digestif. Chez la vache, les lésions les plus fortes siégeaient dans l'intestin; chez le porc, elles étaient très marquées dans le tissu adénoïde du pharynx et dans les ganglions avoisinants.

La prédominance des lésions sur le tube digestif suffit à faire admettre qu'elles étaient primitives et non pas consécutives à une pénétration par les voies respiratoires. L'infection s'était bien faite par la muqueuse digestive, et l'état dans lequel ont été données les matières (délayées dans de l'eau), ainsi que la dissémination des lésions, permettent de rejeter toute idée de solution de continuité.

La tuberculose est donc susceptible d'infecter l'économie animale en pénétrant par la muqueuse digestive intacte.

Après ces maladies qui ont été l'objet de recherches expérimentales, je dois citer la diphtérie, dont la communication par la muqueuse buccale est prouvée par de trop nombreuses observations.

En comparant tous ces résultats, je suis frappé de ce fait, que la maladie que j'étudie dans ce travail et qui exige, pour partir des voies digestives, une solution de continuité de l'épithélium, soit précisément le type des maladies infectieuses à parasite vu et cultivé, tandis que la vaccine et la clavelée, pour lesquelles cette condition n'est pas nécessaire, représentent les maladies virulentes vraies, à parasite présumé, mais non démontré par la culture. C'est sur le virus vaccin et le virus claveleux, ainsi que sur le virus morveux, que M. Chauveau a fait les importantes recherches, d'où il résulte que la virulence siège dans les granulations. Que sont ces granulations ? Sont-elles autre chose que des débris de corps cellulaires ? Sont-elles des microbes ? C'est possible, mais en tout cas, au point de vue morphologique, elles diffèrent singulièrement du microbe du charbon ; et je me demande si la manière différente dont se comportent ces virus mis en présence de la muqueuse digestive, ne tient pas à une différence, sinon de nature, du moins de forme. La forme, dira-t-on, est peu de chose. Oui, sans doute, une absolue dissemblance est insuffisante à éloigner l'idée d'une analogie de nature ; mais elle a bien, ce me semble, quelque importance au point de vue où je me suis placé, celui de la pénétration à travers l'épithélium digestif, c'est-à-dire d'un phénomène dans lequel l'action mécanique doit avoir une bonne part.

Que les différences que nous constatons, à un point de vue particulier, entre quelques maladies contagieuses, suffisent à montrer que, si tous les virus sont de même nature, ils peuvent présenter, au moins dans leur mode d'action, des différences notables.

J'ai déjà insisté sur la réserve dans l'extension des notions particulières et sur les dangers d'une généralisation prématurée ; et j'y reviens à dessein, car rien ne me paraît plus imprudent que la tendance qu'on a parfois à étendre à toutes les maladies contagieuses les importantes conquêtes concernant tel ou tel virus que nous apporte chaque jour la physiologie expérimentale.

Aussi, me semble-t-il difficile, dans l'état actuel de la science, d'établir une théorie générale de l'infection miasmatique. Les expériences de M. Chauveau sur la vaccine, la clavelée et la tuberculose, nous obligent à admettre la muqueuse digestive comme étant souvent en jeu dans la contagion médiate; mais mes observations relatives au charbon suffisent à prouver que l'épithélium digestif peut constituer un obstacle à la pénétration et que, par conséquent, la transmission à distance des maladies contagieuses par l'intermédiaire des milieux extérieurs, ne doit pas s'effectuer toujours par le même mécanisme.

L'eau peut être souvent en cause; et, chargée du principe contagieux, elle le porte dans les voies digestives, d'où part l'infection, si le contage est de ceux qui peuvent pénétrer ainsi. Mis en contact successivement avec tous les points de la muqueuse, il peut choisir ceux qui lui conviennent le mieux, peut-être de préférence les follicules clos et les plaques de Peyer. M. Chauveau pense que ces organes et, en général, le tissu adénoïde, aussi bien celui de la langue et du pharynx que celui de l'intestin, doivent fréquemment jouer un rôle important dans la pénétration des virus; il se base en cela sur l'infiltration tuberculeuse de ce tissu qu'il a trouvée souvent très marquée, comme je l'ai déjà dit, dans ses autopsies d'animaux tuberculisés par ingestion.

On peut se demander si ce n'est pas le cas de la fièvre typhoïde, si ce ne sont pas les plaques de Peyer qui constituent la porte d'entrée du principe contagieux. La théorie du mode de contagion de la fièvre typhoïde qui repose sur le plus grand nombre de faits, n'est-elle pas en effet celle qui fait jouer un grand rôle aux eaux contaminées, et qui admet par conséquent l'entrée du contage par la muqueuse des voies digestives ?

Souvent aussi l'air doit être le seul véhicule du principe infectieux, qui pénètre alors par les voies respiratoires. Sans doute, là encore le contage rencontre un épithélium ; mais on s'explique assez bien que l'endothélium pulmonaire puisse être traversé par un agent pour lequel l'épithélium digestif est un obstacle, en raison de la grande différence de leur conformation et aussi en raison de ce fait bien connu que cet endothélium se laisse pénétrer par des corps incomparablement moins ténus que les bâtonnets ou les granulations d'un virus, des corps grossiers même, tels que de la poussière de charbon. Du reste, ce mode de contagion est prouvé aussi par des expériences de M. Chauveau qui a réussi à communiquer la vaccine et la clavelée par l'introduction du virus dans les voies respiratoires, mais, il est vrai, avec un très grand nombre d'insuccès.

Je n'insisterai pas sur le rôle de la peau, qui, à moins d'être le siège d'une solution de continuité, ne peut pas être considérée comme une porte d'entrée des virus, malgré quelques expériences de Renault. Cet auteur a parfois réussi à donner la morve par la peau ; mais il lui a fallu exercer de fortes frictions qui sans doute n'ont pas dû respecter absolument l'intégrité de l'épiderme.

CHAPITRE II

De la propagation de la bactéridie charbonneuse inoculée

S'il est intéressant pour le physiologiste de rechercher la nature des virus, s'il est curieux de déterminer la porte d'entrée probable de chacun d'entre eux, il est une question qu'il serait essentiellement utile, au point de vue pratique, de résoudre pour tous, c'est celle de leur propagation à partir du point d'introduction : un virus ayant pénétré dans l'organisme, par une porte d'entrée quelconque, comment se propage-t-il ? quand aura-t-il infecté l'économie entière ? et, si le point de pénétration est connu et accessible, pendant combien de temps le praticien pourra-t-il espérer agir efficacement par une excision ou une cautérisation?

J'ai expérimenté à ce point de vue sur la maladie charbonneuse et je crois qu'on peut tirer de mes observations certaines conséquences importantes, non pas sans doute intégralement applicables aux autres maladies contagieuses, mais capables peut-être de jeter un certain jour sur les procédés généraux de l'infection.

En dehors de la maladie bactéridienne, la morve seule a été étudiée à ce point de vue. Dans une série de communications faites à l'Académie de médecine en 1847, Renault rendit compte de ses expériences à ce sujet. Après avoir pratiqué une inoculation de virus morveux, il avait cautérisé le point d'introduction, d'abord 3 jours, puis 48 heures, puis 24, 12, 10 heures, enfin un quart-d'heure après le moment de l'inoculation; et toujours il avait vu la maladie suivre son cours aussi bien, parfois peut-être mieux que s'il n'avait pas cautérisé.

Quant au charbon, ce n'est pas la première fois qu'on étudie expérimentalement sa vitesse de propagation dans l'organisme. Déjà M. Colin, d'Alfort, a fait des recherches sur ce point particulier, et à plusieurs reprises, il a entretenu l'Académie de médecine des résultats de ses expériences. En 1868, distinguant dans cette maladie le travail local de l'infection générale, et voulant déterminer la part qui revient à chaque phénomène chez les diverses espèces animales il avait cherché à déterminer avec quelle vitesse le virus charbonneux se propage à partir du point de l'inoculation. Le lapin était le sujet de ses expériences ; pratiquant l'inoculation au bout de l'oreille, il excisait l'extrémité de cet organe après un temps variable, et concluait de la mort ou de la survie de l'animal. Dans la première note à ce sujet publiée dans les *Bulletins de l'Académie de médecine* (1), on n'indique pas la durée précise du temps minimum au bout duquel la section n'arrête pas le progrès du mal ; cette indication se trouve dans une note beaucoup plus récente, du 31 juillet 1877, où il est dit que la section du bout de l'oreille des lapins, 5 minutes, 4 minutes et même seulement 3 minutes après l'inoculation ne s'oppose pas à l'infection.

En même temps, M. Colin expérimenta sur le cheval ; il vit que l'inoculation charbonneuse produisait chez cet animal un accident local très marqué, et qu'on pouvait faire chez lui avorter la maladie générale par une excision ou une cautérisation de la tumeur beaucoup plus tardive que chez le lapin.

Sur le conseil de mon maître, M. le professeur Chauveau, j'ai entrepris de nouvelles expériences sur ce sujet, et les résultats que j'ai obtenus diffèrent assez de ceux de M. Colin pour que je croie bon de les consigner ici.

Le procédé auquel j'ai eu recours, le même qu'employa le professeur d'Alfort, consiste à pratiquer une inoculation au bout de l'oreille d'un lapin et à amputer cet organe au bout d'un temps variable. Ce procédé est de beaucoup préférable à la cautéri-

(1) *Bulletins de l'Acad. de médecine* 7 juillet 1868.

sation au fer rouge employée aussi par M. Colin, surtout employée par Renault; car le fer rouge n'exerce sur les tissus qu'une action assez superficielle qu'il est bien difficile de graduer à volonté.

Je pensais pouvoir déterminer un temps précis en deçà duquel la section arrêterait l'infection et au delà duquel elle n'aurait aucune influence. L'expérience ne confirma pas ces prévisions.

Obs. I. — Un premier fait ne me surprit nullement, ce fut la mort d'un lapin auquel je ne coupai l'oreille que 14 heures après l'inoculation.

Obs. II. — Le 24 janvier, à 3 heures 1/2, inoculation de rate charbonneuse au bout de l'oreille de deux lapins. Amputation à 5 heures 1/2, de l'oreille du lapin n° 1; à 6 heures 1/2, de celle du lapin n° 2.

Sur la foi des expériences de M. Colin, on pouvait être assuré de la mort de ces deux animaux. Eh bien, il n'en fut rien; tous deux survécurent. En présence de ce résultat, on devait songer aux causes d'erreur, non pas à une altération de la matière virulente, car j'avais employé une rate de mouton charbonneux mort récemment, mais peut-être à l'absence possible de bactéridies dans la partie de l'organe employée, étant connue l'irrégularité souvent extrêmement marquée de la dissémination des bactéridies dans les rates de moutons; et je n'avais pas pour détruire cette objection le contrôle d'une inoculation comparative sur un animal témoin. Néanmoins, tout en ne permettant pas de conclure, ce résultat éveilla mon attention, et je fis les expériences suivantes.

Obs. III. — Le 3 février, à 8 heures, inoculation de la pulpe splénique d'un cobaye, mort du charbon, à 10 lapins.

Amputation des oreilles :

Du lapin n° 1, à 9 heures.
Du lapin n° 2, à 10 heures.
Du lapin n° 3, à 11 heures.
Du lapin n° 4, à midi

et ainsi de suite, d'heure en heure jusqu'à 6 heures, où fut sectionnée celle du n° 10, dix heures après l'inoculation.

Or, voici les résultats curieux auxquels ces opérations donnèrent lieu :

Le lapin n° 2, dont l'oreille avait été coupée deux heures après l'inoculation, mourut au bout de deux jours, le 5 février. Le 6 février, c'est-à-dire trois jours après, moururent les lapins 5, 6 et 9. Enfin, le 7 février, succomba le lapin n° 4. Mais le charbon ne parut pas être la cause de la mort de ce dernier, tandis que, chez les quatre précédents, l'autopsie ne laissa aucun doute sur l'existence de l'infection bactéridienne.

Quant aux lapins nos 1, 3, 7, 8 et 10, ils survécurent ; le n° 8 cessa d'être en observation après un certain nombre de jours, mais il avait vécu assez longtemps pour qu'on pût être presque certain que le charbon n'avait pas évolué chez lui. Néanmoins, pour être rigoureux, je n'admettrai la survie que de 4 de ces animaux, ceux dont l'oreille avait été coupée 1 heure, 3 heures, 7 heures et 10 heures après l'inoculation.

Etonné de ces résultats, je refis l'expérience dans des conditions analogues.

Obs. IV. — Le 21 février, inoculation de rate charbonneuse à 9 lapins, à 8 heures 1/2.

Section des oreilles :

à 9 heures 1/2	lapin	n° 1.
à 10 heures 1/2	—	n° 2.
à 11 heures 1/2	—	n° 3.
à midi	—	n° 4.
à 1 heure 1/2	—	n° 5.
à 2 heures 1/2	—	n° 6.
à 3 heures 1/2	—	n° 7.
à 4 heures 1/2	—	n° 8.
à 5 heures 1/2	—	n° 9.

Les lapins 7, 8, 9 moururent dans la nuit du 3 au 4 mars; le lapin 1, le 4 mars; le lapin 4, dans la nuit du 4 au 5; et enfin le lapin 2 mourut dans la nuit du 5 au 6 mars.

Rien de plus naturel que les morts précoces des lapins 7, 8, 9, dont l'oreille avait été coupée 7 heures, 8 heures, 9 heures après l'inoculation. Cela semblait indiquer que la section tardive avait permis aux bactéridies de pénétrer en plus grand nombre; car on sait que, toutes choses égales d'ailleurs, une inoculation charbonneuse amène la mort d'autant plus rapidement qu'elle a introduit une plus grande quantité de matière infectieuse. Mais il est moins facile de comprendre la survie des lapins n°s 3, 5, 6, chez lesquels la propagation des bactéridies avait pu se faire en toute liberté pendant 3, 5 et 6 heures, alors qu'on avait vu mourir les lapins 4, 2, 1, dont les oreilles avaient été coupées 4 heures, 2 heures et seulement 1 heure après l'inoculation. On ne pouvait pas accuser la matière employée d'être de mauvaise qualité, car la virulence en était suffisamment prouvée par la mort de 6 lapins, surtout si l'on veut remarquer que le lapin ne meurt souvent du charbon qu'au bout de 3 jours, que 3 des lapins de cette série étaient morts après 36 heures, et qu'une mort rapide est souvent regardée comme la preuve d'une grande virulence de la matière inoculée. Objectera-t-on que cette matière possédait une virulence inégalement répartie, variable suivant les points employés? Cela semble difficile à admettre; mais, en fût-il ainsi, les conclusions que je crois pouvoir tirer de mes expériences n'en seraient pas modifiées.

Voilà les faits; comment les interpréter?

Nous sommes loin de ce qu'a vu M. Colin : l'infection charbonneuse évoluant malgré la section de l'oreille 5 minutes après l'inoculation. Pourtant on ne peut pas révoquer en doute les résultats de cet expérimentateur, et la seule conclusion qui s'impose est celle-ci : la bactéridie charbonneuse inoculée se propage avec une rapidité très variable; tantôt l'excision du point d'inoculation au bout de 5 minutes est incapable de s'opposer à l'infection, tantôt la section après 10 heures empêche l'évolution de la maladie. Mais je dois dire tout de suite qu'il est ici un point important à considérer, c'est la longueur de la partie excisée; il est clair que, au moment où la bactéridie s'est propagée jusqu'au milieu de l'oreille, on arrêtera les progrès de l'infection en coupant cet organe au dessous, tandis qu'on ne s'y opposera nullement en le sectionnant plus haut. Or, dans mes expériences, les oreilles des lapins ont été coupées, en général, assez bas, tandis que M. Colin parle dans ses notes à l'Académie de médecine, de section du bout de l'oreille; cet élément différentiel me parait important, et il faut, je crois, en tenir compte dans la comparaison des résultats obtenus.

Mais, si l'on ne considère que mes propres expériences, on voit des irrégularités qui ne peuvent pas s'expliquer de cette façon. Sur 10 lapins dont les oreilles sont coupées à peu près au même niveau, 4 meurent du charbon, chez lesquels la section a été faite 2 heures, 5 heures, 6 heures et 9 heures après l'inoculation; 4 au moins survivent, chez lesquels elle a été faite après 1 heure, 3 heures, 7 heures et même 10 heures.

Sur 9 lapins opérés de même, 6 meurent qui ont eu l'oreille coupée au bout de 1, 2, 4, 7, 8 et 9 heures; 4 survivent, chez lesquels la section a été faite 2, 3, 5 et 6 heures après l'inoculation. Il est impossible de ne pas conclure que la bactéridie déposée dans le derme se propage avec une vitesse très variable.

Ceci étant reconnu, est-il possible de donner de cette irrégularité une explication rationnelle?

Il n'y a que deux manières de comprendre le mécanisme de la propagation: ou par le transport purement mécanique des bactéridies par la lymphe, ou par leur multiplication dans ce liquide, qui a pour effet l'envahissement progressif des voies lymphatiques. Il n'y a pas à penser aux vaisseaux sanguins; les lymphatiques sont ici seuls en cause: qu'il s'agisse d'une inoculation à la lancette ou d'une injection sous-cutanée, les bactéridies sont déposées dans les voies lymphatiques, mailles du derme dans le premier cas, espaces du tissu cellulaire dans le second. Et d'ailleurs l'état du premier ganglion, avec son énorme quantité de bactéridies, prouve assez que c'est par les voies lymphatiques que celles-ci se sont propagées. Comme je l'ai déjà dit, M. Toussaint a le premier montré que les bactéridies existent dans cet organe et y prolifèrent d'une façon prodigieuse longtemps avant qu'on en trouve dans le sang.

Ceci étant, est-ce par transport mécanique ou par prolifération que l'on doit comprendre l'envahissement des voies lymphatiques? Il est évident qu'on ne peut pas rejeter absolument l'idée de la translation mécanique : un bâtonnet étant dans un vaisseau lymphatique, c'est-à-dire au milieu d'un liquide qui circule, il est bien difficile de ne pas admettre qu'il progresse avec lui. Et ce mécanisme fût-il le seul, on comprendrait déjà très bien que la vitesse de propagation ne soit pas la même dans tous les cas. Je ne veux pas parler des variations dans la vitesse de translation de la lymphe; elles ne rendraient pas suffisamment compte des énormes différences que j'ai observées. Mais mes inoculations ont été faites à la lancette, et, si l'on veut bien se représenter ce que peut faire dans la peau la pointe d'un instrument, on avouera que, malgré les précautions prises, il est impossible de faire des inoculations absolument semblables; ici la bactéridie ou la spore sera déposée en un point où elle sera rapidement prise par les courants lymphatiques, là elle se trouvera en un endroit d'où le transport sera moins prompt.

Mais, si je reconnais dans le mécanisme de la propagation des bactéridies une part au transport mécanique, je ne crois pas qu'il soit seul en cause. Je pense que la propagation est facilitée par la prolifération des bactéridies; que celles-ci ne sont pas seulement charriées par la lymphe, mais qu'elles s'y multiplient par scissiparité; et voici pourquoi. En premier lieu, il est absolument certain, de par l'observation microscopique, qu'elles se multiplient dans les ganglions, et il serait étonnant qu'elles ne fissent pas de même dans les vaisseaux lymphatiques, où elles trouvent des conditions si analogues. En second lieu, je crois que cette conclusion ressort nettement des observations suivantes.

Obs. V. — Le 3 mai, inoculation de rate charbonneuse à 12 lapins. Trois heures après, section des oreilles. A 4 lapins les oreilles furent coupées à l'extrémité; à 4 autres, elles furent sectionnées au milieu de leur longueur; chez les quatre derniers la section porta à la base des oreilles.

Ces douze lapins moururent du charbon tous en moins de deux jours.

Obs. VI. — Le 11 mai, à 3 h. 1/2, inoculation de rate charbonneuse à un cochon d'Inde et à 12 lapins; section des oreilles des lapins, trois quarts d'heure après, à trois hauteurs différentes, par séries de quatre lapins, comme dans l'expérience précédente.

Ces animaux moururent également, tous du 12 au 14 mai. Le cochon d'Inde mourut au bout de 24 heures environ.

En présence de ces résultats si différents de ceux des autres expériences, les animaux choisis étant de même espèce, l'inoculation étant faite, le plus possible, comme les premières fois, il me semble difficile de ne pas songer à l'influence de la qualité de la matière virulente ; et, si cette qualité a facilité cette fois la propagation, n'est-ce pas une preuve que l'agent infectieux agit dans ce phénomène comme substance vivante et que la propagation n'est pas un phénomène purement mécanique?

Partant de là, il ne me semble pas difficile de comprendre l'irrégularité de la propagation. Ce qu'on observe dans les cultures prouve que les phénomènes de végétation et de reproduction des bactéridies sont si facilement modifiés par de légères influences, qu'il n'y a véritablement rien d'étonnant à ce que ce microbe se multiplie plus ou moins facilement dans la lymphe d'un animal.

Les conditions qui peuvent influencer ce phénomène doivent être complexes et multiples. Les unes sont sans doute inhérentes à l'organisme qui reçoit l'infection : condition mécanique, plus ou moins grande vitesse de la circulation lymphatique; conditions physiques, telle que la température; conditions chimiques, composition des milieux, lymphe et sang ; conditions physiologiques, variations de la résistance vitale.

Les influences du terrain où doit vivre le microbe sont suffisamment prouvées par la manière presque toujours différente dont les bactéridies envahissent l'organisme de l'homme et celui des lapins ou des cobayes; chez l'homme il y a un travail local très important, la pustule maligne, qui dénote un séjour relativement très long des bactéridies dans le lieu d'inoculation avant l'infection générale. Je dois également invoquer ici les résultats, déjà cités, des expériences de M. Colin, qui a vu chez le cheval le travail local précéder notablement l'infection générale et lui permettre de s'opposer à celle-ci par une excision au bout d'un temps assez long, beaucoup plus long que pour le lapin, temps qui n'est malheureusement pas précisé dans la note insérée aux *Bulletins de l'Académie*. Ces derniers faits sont importants : ils permettent de conclure plus rigoureusement que la seule observation de la pustule maligne de l'homme invoquée précédemment ; car l'intensité de l'accident local n'implique pas forcément *a priori* la lenteur de la propagation. En effet, des expériences de M. Chauveau montrent que, pour une maladie à accident local important, l'infection générale peut être faite avant le développement de celle-ci : après une inoculation vaccinale au cheval, il a excisé le point inoculé 48 heures et même seulement 24 heures plus tard, avant que la moindre papule eût apparu, et il a néanmoins assisté à l'évolution de la maladie, attestée souvent par l'éruption de horse-pox, toujours par l'immunité spéciale.

Mais la propagation n'est pas seulement influencée par le terrain où elle doit se faire, elle l'est aussi par la qualité de la matière virulente. Ce résultat, qui me paraît ressortir nettement de mes expériences, aurait pu surprendre ceux qui ne connaissaient pas la nature animée de l'agent infectieux du charbon ; il peut surprendre aussi et suffirait, je crois, à convaincre ceux qui ne croient pas encore à la nature parasitaire de cette maladie. Mais il n'a en réalité rien d'étonnant; il prouve, comme je l'ai déjà dit, qu'il n'y a pas, à proprement parler, d'absorption du virus charbonneux mais une propagation par multiplication de la bactéridie vivante.

Ce résultat est confirmé par l'observation qu'ont pu faire fréquemment les expérimentateurs qui ont inoculé le charbon aux moutons. J'ai plusieurs fois entendu dire à mon maître, M. le professeur Chauveau, que lorsqu'on inocule à un mouton une matière charbonneuse peu active, on observe souvent un accident local très notable, analogue à la pustule maligne de l'homme ; n'est-on pas en droit de penser que dans ces cas les bactéridies se multiplient moins activement, se propagent moins vite, et restent en plus grand nombre dans la région de l'inoculation où elles déterminent l'inflammation locale ?

Il est bien remarquable que ce phénomène produit par un virus peu actif sur l'organisme très favorable du mouton soit comparable à celui que produit la matière la plus virulente sur l'organisme moins favorable de l'homme ; autrement dit, il est remarquable qu'une modification de qualité produise le même résultat qu'une modification de terrain.

Ce sont des phénomènes du même ordre que M. Pasteur a observés en étudiant le choléra des poules. Lorsque le virus est atténué dans les cultures conservées longtemps en présence de l'air, il arrive un moment où il ne tue plus les poules ; pris dans cet état et inoculé, le microbe prolifère encore abondamment, sur place, dans le muscle où on l'a déposé, et n'envahit pas l'organisme. Comme pour le charbon, on observe le même phénomène en opérant avec le virus dans toute sa puissance sur un animal moins favorable à son développement. C'est encore un accident local isolé qu'on obtient en inoculant le virus du choléra des poules aux cochons d'Inde ; on a une énorme prolifération sur place du microbe dans une poche comparable à un abcès. Mais il n'y a certainement pas d'envahissement de l'organisme ; car, si après le développement de cet abcès on fait pénétrer le liquide virulent dans la circulation sanguine, l'animal succombe à l'infection particulière (1).

Les conclusions que j'ai cru pouvoir tirer de mes expériences sont-elles applicables aux virus en général ? Tout virus doit-il se propager à partir de la porte d'entrée avec une vitesse variable ? Cette vitesse varie-t-elle pour chacun d'eux, non seulement suivant les conditions de terrain, mais encore suivant la qualité particulière de la matière virulente ? C'est ce que l'on ne peut pas dire d'une façon certaine.

La nature animée du virus d'une part, et d'autre part l'influence des modifications de la qualité sur la vitesse de propagation, me paraissent être assez étroitement liées pour que je croie pouvoir formuler les deux propositions suivantes : Du jour où l'on montrera que tel ou tel virus se propage avec une vitesse que sa qualité influence notablement, on en aura prouvé la nature animée ; et, inversement, si l'on admet cette nature animée pour tous les virus, on peut regarder comme très probable que chacun

(1) Pasteur, *Sur les maladies virulentes et en particulier sur la maladie appelée vulgairement choléra des poules.* (Académie de médecine, 10 février 1880.)

d'eux ne se propage pas toujours avec la même vitesse.

Cette dernière idée est encourageante pour la pratique. Les résultats des expériences de Renault sur la morve et de M. Colin sur le charbon avaient été l'occasion d'un légitime effroi. « Si les virus s'absorbent en quelques minutes, répondirent à Renault les membres de l'Académie de médecine, comment pouvons-nous espérer intervenir jamais à temps, par exemple, pour la morsure du chien enragé? Vos faits sont décourageants. »

C'est à ce point de vue que mes observations constituent un heureux contre-poids à celles de ces auteurs, en montrant que pour un même virus et sur un même animal la vitesse de propagation peut varier dans des limites très étendues.

CHAPITRE III

De l'état du fœtus porté par une mère charbonneuse

On s'accorde à dire, depuis M. Davaine que le sang d'un fœtus dont la mère meurt du charbon n'est pas doué de propriétés virulentes, et que par conséquent le placenta offre aux bactéridies une barrière infranchissable.

M. Brauell (1), de Dorpat, étudia le premier cette question. Il ne s'attacha pas à déterminer par un

(1) Brauell, *Versuche und Untersuchungen betreffenden den Milzbrand des Menschen und der Thiere. Virchow's Archiv*, 1857. Traduction franc. in Arch. gén, de méd, 1857.

examen microscopique si le sang du fœtus porté par une mère charbonneuse contient ou non des bactéridies ; car, s'il parlait déjà, en 1857, des vibrions qui existent dans le sang d'un animal mort du charbon, il ne les regardait nullement comme les agents de la virulence. Mais il eut recours à l'inoculation ; et il vit que, tandis que le sang de la mère était doué de propriétés virulentes très actives, celui du fœtus était incapable de communiquer la maladie.

M. Davaine étudia le sang du fœtus au double point de vue de la présence des bactéridies et de la virulence. Du reste ces deux points de vue se confondaient pour cet auteur qui le premier attribua aux bactéridies le rôle d'agents de l'infection.

Faisant mourir du charbon une femelle pleine, il constata que, tandis que le sang de la mère était très riche en bactéridies, il était impossible d'en trouver dans celui du fœtus.

Puis il fit l'expérience par inoculation. Un cobaye en gestation ayant succombé au charbon, M. Davaine inocula à un sujet le sang du placenta, à trois autres le sang du cœur, de la rate et du foie du fœtus. « Le cobaye inoculé avec le sang du placenta (qui contenait des bactéridies) mourut avec de nombreuses bactéridies. Les trois autres cobayes inoculés avec le sang du fœtus (qui ne contenait pas de bactéridies) n'ont offert aucun phénomène morbide et vivaient encore plusieurs mois après (1) ».

(1) Davaine, *Dictionnaire encyclopédique des sciences médicales* ; art. Bactéries, 1868

Personne ne songeait à contester ces résultats, et chacun admettait comme démontrées la non-pénétration des bactéridies de la mère au fœtus et la non-virulence du sang de ce dernier; lorsque la découverte, faite par M. Chauveau, d'un fait extrêmement remarquable vint leur donner une nouvelle importance : je veux parler de l'influence de l'inoculation d'une brebis pleine sur la réceptivité du fœtus.

On sait, depuis les travaux de M. Chauveau, que les moutons algériens sont naturellement réfractaires au sang de rate. Mais une inoculation charbonneuse n'est pas chez eux sans effet, surtout pour les jeunes sujets ; chez les agneaux algériens, elle détermine une maladie passagère avec élévation parfois très marquée de la température. Or, M. Chauveau a observé que, lorsque par des doses massives de matières virulentes, on rendait très-malade une brebis algérienne pleine, le fœtus qu'elle mettait bas plus tard était alors absolument réfractaire, que sur un tel sujet l'inoculation ne produisait pas la moindre élévation de température. Il a observé le même fait avec une brebis ne possédant pas l'immunité naturelle, mais rendue réfractaire artificiellement. M. Chauveau conclut de ces faits que « le contact direct de l'organisme animal avec les éléments bactéridiens n'est pas nécessaire à la stérilisation ultérieure de cet organisme (1).

(1) Chauveau, *Du renforcement de l'immunité des moutons algériens, à l'égard du sang de rate, par les inoculations préventives. Influence de l'inoculation de la mère sur la réceptivité du fœtus* (Acad. des sciences, 19 juillet 1880).

Cette conclusion supposant démontré le fait de M. Davaine, c'est-à-dire la non-pénétration des bactéridies à travers le placenta, il devenait nécessaire de le vérifier. Peut-être souffrait-il des exceptions ?

Maintes fois, M. Chauveau, dans ses démonstrations, avait répété l'expérience de M. Davaine sur le cobaye, et toujours le résultat avait été le même : le sang du fœtus ne s'était pas montré virulent. Mais il n'avait jamais fait l'expérience sur l'espèce ovine ; et c'est sur le fœtus de la brebis que l'immunité venait d'être constatée. Il n'était pas assez rigoureux de conclure d'une espèce à une autre ; le fait, vrai pour le cochon d'Inde, pouvait ne pas l'être pour le mouton ; d'autant plus qu'une expérience faite récemment au laboratoire de médecine expérimentale de Lyon, par M. Toussaint, semblait commander quelques réserves.

Le professeur de Toulouse, dans le but d'étudier si le sang du fœtus d'une brebis charbonneuse, doué des qualités qui constituent l'immunité, ne serait pas capable de conférer une certaine immunité à un autre animal, inocula le sang d'un tel fœtus à un mouton. On fut extrêmement surpris de voir ce mouton mourir du sang de rate.

Il était donc permis de se demander si le placenta de la brebis possédait à cet égard des propriétés différentes de celles du placenta du cochon d'Inde; et c'est ce qui engagea M. Chauveau à faire l'expérience suivante :

Le 22 février, inoculation de sang charbonneux, sous la peau de l'oreille, à quatre brebis pleines.

Le 25 février : mort, le matin, de deux brebis ; dans la journée, extraction des fœtus, au nombre de trois, l'une des brebis contenant deux jumeaux.

Inoculations à 6 cobayes	Du sang de la jugulaire d'un des jumeaux .	cobaye 1
	De la rate du même fœtus................	— 2
	Du sang de la jugulaire de l'autre jumeau..	— 3
	De la rate du même fœtus	— 4
	De la pulpe de cotylédon de la mère	— 5
	Du sang du 3e fœtus	— 6

Le 27, à 5 heures du soir, mort d'une 3e brebis.

Le 28, à 11 heures du matin, extraction de deux jumeaux de la brebis morte hier.

Inoculations à 3 cobayes	Du sang et de la rate d'un fœtus	cobaye 7
	Du sang et de la rate de l'autre fœtus	— 8
	Du sang de la jugulaire de la mère	— 9

Le même jour, mort du cobaye 5 ; son sang est très riche en bactéridies.

Le 2 mars, mort du cobaye 9 ; même abondance caractéristique des bactéridies. — Survie de tous les autres cochons d'Inde.

La quatrième brebis ne servit pas à l'expérience ; elle avorta le lendemain de l'inoculation et mourut cinq jours après, du sang de rate.

En résumé : sept inoculations pratiquées avec le sang ou la pulpe splénique des fœtus furent inoffensives, tandis que deux faites avec du sang des mères communiquèrent le charbon. La virulence du sang des brebis manquait à celui des fœtus.

L'expérience est suffisamment probante et permet d'affirmer que le fait observé pour la première fois par M. Brauell, mieux étudié par M. Davaine, fréquemment vérifié par M. Chauveau sur les cobayes, est vrai pour l'espèce ovine. Il est indubitable que, soit chez la brebis, soit chez le cochon d'Inde, les deux animaux les plus aptes à l'évolution du charbon, le placenta offre aux bactéridies une barrière infranchissable.

Ne faut-il donc pas tenir compte de l'expérience de M. Toussaint? Le fait existe, on ne peut pas le nier, mais on peut en donner une explication très plausible. M. Toussaint avait fait l'autopsie assez longtemps après la mort de la brebis, pour qu'on soit autorisé à faire jouer dans le résultat observé un rôle aux altérations cadavériques.

Le sang du fœtus n'est séparé dans le placenta de celui de la mère que par une mince couche de cellules épithéliales et l'on sait combien vite après la mort les épithéliums s'altèrent. Il n'est donc pas étonnant que la paroi des villosités, qui constitue pendant la vie un obstacle infranchissable aux bactéridies, puisse se laisser traverser par elles après la mort.

Le fait de M. Davaine étant vérifié sur l'espèce ovine, force était donc de reconnaître que, pour produire dans l'organisme du mouton l'immunité contre le sang de rate, il n'est pas nécessaire que cet organisme soit envahi par les bactéridies.

Il n'est pas difficile de concilier cette conclusion avec l'idée qu'on peut se faire de l'état réfractaire.

Deux théories générales sont en présence pour expliquer l'immunité aux maladies contagieuses; je les énoncerai plus loin, et j'exposerai des faits qui me paraissent pouvoir jeter un certain jour sur cette question obscure. Mais quelle que soit l'idée exacte qu'on se fasse de ce phénomène, il est certain que l'immunité résulte d'un état particulier des humeurs produit par l'évolution d'un virus, d'une modification que ce virus a fait subir aux liquides nutritifs. Dans le cas particulier du charbon, c'est une modification déterminée par la bactéridie. Quoi d'étonnant alors qu'une brebis charbonneuse communique l'immunité à son produit? Le sang maternel n'est pas versé dans les vaisseaux du fœtus, mais au niveau des villosités placentaires les deux sangs font un constant échange de matériaux gazeux et liquides; si les phénomènes d'osmose expliquent suffisamment le passage de la mère au fœtus des substances nécessaires à la nutrition de ce dernier et le retour à la mère des substances de déchet, ils permettent aussi bien de comprendre que le sang maternel communique au sang du fœtus la modification que lui a fait subir la bactéridie et qui constitue l'immunité.

S'il est facile de concevoir que l'immunité puisse être produite par de simples échanges de substances dissoutes, il est encore plus facile de comprendre le fait brut de la non-pénétration des bactéridies à travers le placenta. Mais est-ce à dire qu'il n'était pas besoin de fonder ce fait sur l'expérimentation, et qu'on aurait pu affirmer *a priori*, par simple comparaison, l'imperméabilité du placenta aux bactéridies, par cela seul que celles-ci sont des corps figurés. Sans doute, on a prouvé que des corps solides minéraux ne peuvent pas traverser le placenta. Hoffmann et Langerhans ont injecté du cinabre dans les vaisseaux de la mère, Jassinsky du carmin et Fehling de l'encre de Chine, sans pouvoir jamais retrouver ces matières dans le sang du fœtus. Mais ce qui est vrai pour un corps minéral peut bien ne pas l'être pour un être vivant ; et d'ailleurs des expériences récentes ont prouvé que la manière dont se comporte à cet égard la bactéridie charbonneuse ne pouvait pas être attribuée *a priori* à tous les virus, car un microbe au moins se comporte différemment, celui du charbon symptomatique.

Après avoir montré que le charbon symptomatique, si longtemps rapproché de la fièvre charbonneuse par les cliniciens et même confondu avec elle, avait pour agent infectieux un microbe spécial, une bactérie mobile très différente de la bactéridie du sang de rate, MM. Arloing et Cornevin ne tardèrent pas à signaler, entre autres nombreuses propriétés distinctives, la manière différente dont ce microbe se comporte dans le placenta. Ils montrèrent que, contrairement à ce qui se passe pour le charbon bactéridien, le fœtus d'une femelle qui meurt du charbon symptomatique était atteint par la maladie et affecté des mêmes lésions qu'un animal adulte (1).

Et cependant, là comme dans le sang de rate, l'agent infectieux est un corps figuré.

M. Davaine qui, pour soutenir la thèse du rôle capital de la bactéridie dans la virulence du charbon, n'avait pas les remarquables résultats des expériences de M. Pasteur, citait comme argument important le fait du sang du fœtus d'une femelle charbonneuse dépour-

(1) Arloing, Cornevin et Thomas, *Sur l'état virulent du fœtus chez la brebis morte du charbon symptomatique*. (Acad. des sciences, 21 mars 1881).

vu en même temps de virulence et de bactéridies. Car, pour lui, si la matière active était liquide, la maladie serait communiquée de la mère au fœtus. Peut-être serait-on tenté de retourner le raisonnement pour d'autres cas et de dire qu'un virus est purement liquide pour la seule raison qu'il peut traverser le placenta. Nous trouvons en effet, dans une récente thèse d'agrégation, les propositions suivantes qui terminent un chapitre sur la physiologie des villosités placentaires (1) :

Les matériaux que fournit la mère ne peuvent passer à travers les villosités que lorsqu'ils sont dissous.

La mère peut transmettre au fœtus certaines maladies infectieuses, comme la variole et la syphilis.

Si ces deux propositions étaient acceptées comme vraies l'une et l'autre, il faudrait en conclure que les virus de la variole et de la syphilis sont purement liquides, et on ne pourrait plus attribuer à des microbes le rôle d'agents infectieux de ces maladies. Mais le fait signalé par MM. Arloing et Cornevin prouve qu'un corps figuré peut traverser le placenta; et la pénétration du microbe du charbon symptomatique à travers les parois des villosités ruine l'argument qu'on pouvait tirer des propositions citées plus haut contre la théorie parasitaire.

(1) Duchamp, *Des altérations des villosités choriales*. Thèse d'agrégation; Paris, 1880.

CHAPITRE IV

Sur une cause de résistance de l'organisme à l'infection bactéridienne

Il arrive fréquemment, dans les études expérimentales, que le résultat d'une expérience, loin d'être celui qu'on avait prévu, met sur la voie d'une idée nouvelle souvent plus importante que l'idée première. Il en fut ainsi de deux expériences que j'ai déjà exposées et qui étaient faites dans le but de déterminer la vitesse de propagation du virus bactéridien ; leur résultat différa complètement de celui auquel on s'attendait, et l'idée qu'il suggéra fut assez surprenante pour qu'on dût en tenter la vérification par de nouvelles expériences dans de meilleures conditions:

il se reproduisit semblable et plus concluant. L'interprétation rigoureuse en était difficile ; mais il parut avoir un grand intérêt, en ce qu'il jetait un certain jour sur l'action réciproque des bactéridies et de l'organisme animal, et qu'il pouvait, non pas résoudre le problème encore très obscur de l'immunité, mais contribuer à en édifier la théorie.

Je vais exposer les faits que j'ai observés sur les animaux; je chercherai à les interpréter, puis je les comparerai à certains phénomènes constatés dans les cultures, et j'en montrerai l'analogie.

Le 3 mai : à 8 heures du matin, inoculation de douze lapins, par trois piqûres au bout d'une oreille.

A 11 heures, section des oreilles piquées : à l'extrémité chez quatre lapins (série 1) ; au milieu de leur longueur chez quatre autres (série 2), à la base chez les quatre derniers (série 3).

Le 4 mai : vers 5 heures du matin, mort de trois lapins, dont un de la série 2 et deux de la série 3.

A 8 heures, mort d'un lapin de la série 1.

A midi, mort d'un autre lapin de la même série.

A 1 heure, mort d'un lapin de la série 2.

Dans la nuit du 4 au 5, mort de cinq lapins, deux de la série 1, deux de la série 2, et un de la série 3.

Le 5 mai : à 1 heure, mort du dernier lapin (de la série 3).

Le 11 mai : à 3 h. 3/4, inoculation de 12 lapins.

A 4 h. 1/2, section des oreilles à trois hauteurs différentes, par séries de quatre, comme dans l'expérience précédente.

Section au bout de l'oreille, série 1
Section au milieu de l'oreille, série 2
Section à la base de l'oreille, série 3

Dans la nuit du 11 au 12, mort de cinq lapins, deux de la série 2, et trois de la série 3.

Le 13 mai : au matin, mort de quatre lapins, deux de série 1, un de la série 2, et un de la série 3.

Le 14 mai : mort des trois derniers, deux de la série 1, un de la série 2.

Nous fûmes étonnés de la mort de tous les lapins de ces deux expériences ; comme je l'ai déjà dit, nous l'expliquâmes par une activité particulière de la matière virulente. Mais, ce qui ne pouvait pas s'expliquer ainsi, c'était l'ordre dans lequel ces animaux succombèrent. D'après l'idée qui avait présidé à l'expérimentation, les lapins dont l'oreille était coupée à sa base devaient, peut-être ne pas mourir tous, au moins mourir plus tard que les autres, et ceux qui avaient eu l'oreille coupée près de la pointe mourir ou plus nombreux ou les premiers ; car la section étant faite chez tous au même moment, il paraissait logique de supposer que, dans le même temps, la matière infectieuse se serait propagée jusqu'à la base de l'oreille en moindre quantité qu'au milieu ou à 1 ou 2 centimètres du point d'inoculation. Nous fûmes donc fort surpris, après la première expérience, de trouver trois lapins morts en moins d'un jour, deux de la série 3 et un de la série 2. Cela pouvait n'être cette fois qu'une simple coïncidence, sans rapport de cause à effet entre le lieu de section de l'oreille et la précocité de la mort, mais le même résultat se reproduisit dans la seconde expérience, plus extraordinaire encore : cinq lapins inoculés à 3 heures 1/2 du soir moururent dans la première nuit, trois de la série 3 et deux de la série 2.

Quelle était donc la condition liée à la section de

l'oreille à sa base, qui pouvait influer sur la rapidité de la mort ? Nous pensâmes immédiatement à l'hémorrhagie ; à la suite de cette opération, les oreilles avaient parfois beaucoup saigné, et à l'autopsie on trouvait les organes plus ou moins exsangues.

Devait-on attribuer la rapidité de la mort de ces lapins qui avaient subi à la fois une inoculation charbonneuse et une hémorrhagie, à ce qu'il y avait chez eux une double cause de mort? devait-on croire qu'il avait suffi, pour tuer ces animaux affaiblis par la perte de sang, d'une évolution peu avancée de la maladie bactéridienne? Nullement : car l'autopsie démontra que l'infection bactéridienne était chez eux à son plus haut degré et que les bactéridies avaient eu là une multiplication extrêmement abondante.

L'hémorrhagie avait donc facilité la prolifération bactéridienne. Le fait était nouveau, et réellement bien curieux pour qui assimile, avec M. Pasteur, la vie de la bactéridie dans l'organisme à celle d'une plante dans un terrain dont elle épuise peu à peu la provision nutritive ; facilite-t-on la vie d'un végétal, en mettant à sa disposition une moindre quantité de substances alimentaires ?

Les deux expériences sur les lapins n'étaient pas suffisamment précises, car il était impossible d'évaluer la quantité de sang qu'avait perdue chaque animal ; aussi était-il nécessaire de tenter la vérification du fait dans de meilleures conditions. M. Chauveau me conseilla d'opérer pour cela sur des moutons.

Le 18 *mai* : Inoculation à l'oreille de quatre moutons de même race et de même grosseur, avec la même matière infectieuse.

Un moment après, saignée de 600^{cc} à l'un d'eux (mouton 1); de 300^{cc} à un autre (mouton 2); pas de saignée aux deux autres.

Dans la nuit du 19 au 20, mort des moutons 1 et 2; les deux autres moutons eurent une forte tuméfaction de l'oreille inoculée et un engorgement ganglionnaire très marqué, mais ne moururent pas.

La survie de deux moutons de cette expérience tenait sans doute au peu d'activité de la matière employée. J'étais en cela bien servi par le hasard, car le contraste était ainsi plus frappant et l'effet de l'hémorrhagie plus manifeste : résistance des deux moutons non saignés, mort des deux moutons saignés. Et encore faut-il remarquer que l'évolution de la maladie chez ces derniers a été très rapide, puisqu'ils sont morts environ 36 heures après l'opération. Je ferai du reste la même remarque que pour les lapins : c'est bien l'infection bactéridienne qui les a tués, car j'ai trouvé une très grande abondance de bactéridies, soit dans le sang, soit dans la rate.

Les deux saignées n'ayant pas été également abondantes, je pensais constater les effets différents de chacune d'elles; mais, les deux moutons ayant été trouvés morts le matin dans la bergerie, il fut impossible de savoir lequel était mort le premier. Néanmoins, tel qu'il est, le fait me paraît probant, et je crois qu'on ne peut pas douter que l'hémorrhagie n'ait eu là une grande influence.

La conclusion immédiate à tirer de ces faits est donc celle-ci : les bactéridies charbonneuses inoculées à un animal se multiplient plus facilement chez lui, infectent plus rapidement son organisme lorsqu'on lui a soustrait une partie de son sang que lorsque la quantité de cette humeur est normale. N'est-ce pas un résultat contraire à celui qu'on aurait pu prévoir ? n'est-ce pas presque paradoxal ? n'aurait-on pas cru, étant admis que les bactéridies doivent se nourrir dans l'organisme pour y proliférer, qu'on gênerait leur multiplication en soustrayant une partie du liquide nutritif. Comment donc interpréter ces faits ?

Tout d'abord, une conclusion me semble en ressortir nettement, c'est que les bactéridies trouvent dans un organisme, tel que celui du mouton ou du lapin, les substances nécessaires à leur nutrition en quantité beaucoup plus considérable qu'il ne leur en faut pour envahir cet organisme. Pour ne prendre qu'un exemple, chez le mouton qui a perdu 600 cc. de sang, elles ont trouvé assez d'aliments pour l'infecter et le faire mourir ; donc, dans la totalité du sang, il y en avait en excès.

En second lieu, et c'est le point sur lequel je veux surtout insister, l'influence de la saignée sur la nutrition du microbe prouve que l'hémorrhagie supprime, ou tout au moins affaiblit une cause nuisible à cette nutrition ; elle prouve par conséquent que les bactéridies rencontrent dans l'organisme normal une résistance à leur prolifération.

Cette résistance avait déjà été démontrée par un fait bien remarquable observé par M. Chauveau sur des moutons de faible réceptivité, je veux parler de l'influence de la dose sur les effets d'une inoculation : tel animal qui serait tué rapidement par l'inoculation d'une forte quantité d'une matière charbonneuse, ne l'est pas par une quantité très faible.

Quant à la nature de la résistance de l'organisme à l'infection bactéridienne, aucun fait, jusqu'à présent, ne permet de la préciser sûrement ; je suis réduit à faire des hypothèses et, à défaut de preuves absolues, à dire les présomptions qui me paraissent découler des faits.

On pourrait attribuer cette résistance à deux ordres d'influences : une influence vitale des éléments anatomiques, et une influence chimique des milieux.

Pour l'influence vitale, on pourrait penser aux tissus au milieu desquels est déposée la bactéridie et au milieu desquels elle prolifère, tissus qui, par un phénomène analogue à la lutte pour l'existence, prendraient pour eux ce qui est nécessaire à la vie du microbe. Cette hypothèse n'expliquerait pas les résultats de mes expériences : on ne change pas les éléments de ces tissus en les anémiant, on doit plutôt les rendre plus avides de matières nutritives.

Mais cette influence vitale peut aussi être attribuée aux globules. M. Pasteur a déjà émis l'opinion que le sang vivant n'était pas très propre à la nutrition des bactéridies, parce que les globules rouges, êtres aérobies, en gênaient le développement comme le font les vibrions aérobies dans les cultures. Je ne crois pas que les hématies s'opposent à la nutrition de la bactéridie en tant qu'êtres aérobies ; car l'analyse des gaz du sang, chez les animaux qui sont sur le point de mourir du charbon, démontre dans ce liquide la présence d'une quantité d'oxygène qui suffit à la fois aux hématies et aux bactéridies. Mais ce n'est pas à dire que ces globules n'exercent aucune action nuisible sur la prolifération bactéridienne.

D'ailleurs ce rôle pourrait être également attribué aux globules blancs, d'autant mieux que la bactéridie se multiplie surtout dans le système lymphatique.

Cette idée, d'une influence vitale des globules, semble assez bien concorder avec mes faits : l'hémorrhagie favoriserait le développement des bactéridies en diminuant le nombre des globules. Mais une considération m'empêche d'admettre exclusivement cette hypothèse : j'ai observé, dans des cultures, des phénomènes qui présentent la plus grande analogie avec les résultats des expériences relatées plus haut ; comme il ne saurait être question d'influence vitale pour un liquide de culture, on est conduit, par analogie, à penser que cette sorte d'influence ne joue pas un rôle exclusif comme cause de la résistance de l'organisme.

J'ai constaté en effet, dans certaines cultures, un mode de développement qui attestait une résistance du liquide employé ; mais non pas toujours, je me hâte de le dire. Dans certains liquides (urine de certains jours, je ne sais pourquoi), le développement s'est fait avec une très grande facilité : dès le lendemain je constatais l'existence dans le ballon d'un énorme flocon de mycélium bactéridien qui remplissait le liquide de culture et présentait l'aspect d'un flocon de ouate ; au microscope, je voyais un très bel enchevêtrement de tubes de mycélium aussi beau que celui qu'on obtient dans la chambre humide, et renfermant déjà des spores. Ces cultures étaient ainsi remarquablement fécondes, quoique ensemencées avec une très petite quantité de germes. Je n'y insiste pas davantage, je veux m'occuper surtout des cultures où j'ai pu constater une résistance du liquide nutritif.

Lors de mes premiers essais de cultures, M. Chauveau m'avait déjà fait remarquer que dans certains liquides, dont l'ensemencement était très pauvre, on ne constatait aucun développement, alors que dans un autre ballon, une culture faite avec la même matière d'ensemencement, mais en beaucoup plus grande quantité, dans la même quantité du même liquide, produisait du mycélium rapidement remplacé par des spores très actives ; il avait surtout observé ce résultat par la culture du sang charbonneux lui-même. Je fis alors plusieurs séries d'expériences, en cultivant soit les bactéridies du sang, soit les spores antérieurement obtenues, dans le but d'étudier l'influence des quantités réciproques de la matière d'ensemencement et du liquide de culture.

Comme je l'ai dit plus haut, dans certains liquides j'obtins, même avec très peu de germes, une culture abondante ; les spores, il est vrai, se formaient alors plus tard que dans les liquides fortement ensemencés, le mycélium paraissant en général ne les produire que lorsque la provision nutritive est près d'être épuisée ; peut-être aussi, ce qui n'est pas étonnant, étaient-elles relativement moins abondantes.

Mais souvent je constatai que la pauvreté de l'ensemencement avait pour effet de gêner considérablement la marche de la culture : le mycélium mettait longtemps à apparaître, se développait lentement, ne produisait de spores que tardivement et en petite quantité, et ne se désagrégeait pas complètement : au 2me jour par exemple, j'avais dans le ballon un mycélium encore en petits flocons, sans spores, tandis que dans une culture voisine, de la même date, dont les conditions ne différaient que sous le rapport des quantités relatives, le mycélium était déjà désagrégé et remplacé par un très grand nombre de belles spores libres.

Il semble donc que dans certains cas il y avait dans le liquide de culture une résistance au développement du mycélium. Je n'en connais pas exactement les conditions : l'urine conservée depuis longtemps à l'étuve (sans aucune fermentation) m'a paru spécialement défavorable.

Cette résistance est encore attestée par les faits suivants. Je place dans trois ballons un liquide pris dans les conditions où il se prête difficilement à la culture ; dans l'un il est introduit pur, dans l'autre il est en très petite quantité et additionné d'eau distillée, stérilisée par une ébullition sous une pression de 15 ou 20 c. de mercure, dans l'autre enfin il est introduit après une certaine concentration par évaporation. Dans les trois ballons, je fais le même ensemencement. Dans ces conditions, la culture a dans le premier ballon une fécondité moyenne, elle peut complètement avorter dans le liquide concentré, et c'est dans le liquide dilué que le développement se fait le mieux.

On pourrait m'objecter que le développement observé dans le liquide dilué tenait à des germes contenus dans l'eau distillée ; mais, outre que celle-ci avait été bouillie sous pression, j'ai préparé des ballons témoins avec un mélange de cette eau distillée et d'urine, et, n'ayant pas été ensemencé, ce liquide est resté infécond.

La dilution d'un liquide défavorable diminue donc la résistance qu'il oppose à la nutrition des bactéridies, tout en ne permettant pas à celles-ci de s'y développer aussi bien que dans certains liquides favorables non dilués.

Comment ne pas être frappé de l'analogie qui existe entre ces faits et ceux que j'ai cités plus haut relativement au développement dans l'organisme ? Comment ne pas comparer, d'une part, l'influence de la quantité de la matière d'ensemencement sur la marche des cultures avec celle des doses variables sur les moutons, d'autre part, l'influence de la dilution des liquides de culture avec celle de l'hémorrhagie ?

Si les bactéridies rencontrent dans l'organisme de la résistance à leur prolifération, elles en trouvent donc aussi dans certains liquides de culture. Peut-on dire que celle-ci est de même nature que celle-là ? Je sais bien qu'il ne serait pas rigoureux de conclure absolument d'un phénomène qui se passe dans un ballon de verre à ce qu'on observe sur l'animal vivant; peut-être y a-t-il chez ce dernier, comme cause de la résistance, quelque chose de plus, une influence vitale particulière. Mais, je le répète, si elle existe, elle ne doit pas être seule en cause; il y a trop d'analogie entre ces deux séries de faits, pour qu'on ne soit pas porté à les expliquer, au moins en partie, par une cause analogue.

J'arrive donc à admettre une résistance de nature chimique, et à dire que dans l'organisme animal il y a, dans les milieux où peut se nourrir la bactéridie charbonneuse, de même que dans les liquides de culture, un obstacle à sa nutrition.

Reste la question de savoir si cet obstacle chimique tient à la substance nutritive elle-même ou à une autre substance; si c'est une influence des matériaux nutritifs qui, tels que des corps fermentescibles, résisteraient en vertu de leur affinité chimique, ou bien d'un corps qui nuirait par sa présence, comme l'acidité ou l'alcalinité d'un milieu nuisent à une réaction chimique ou a un phénomène vital. Il m'est impossible de résoudre cette question; mais j'incline à préférer la seconde hypothèse; car, pour admettre que l'obstacle siège dans la substance nutritive elle-même, il faudrait supposer que l'immunité acquise qui, je crois, est de même nature que cette résistance, résulte de la présence d'une trop grande quantité de matières nutritives.

Cela m'amène à parler de l'état réfractaire, et à comparer à la résistance dont j'ai parlé celles qu'on appelle immunité naturelle et immunité acquise.

L'immunité naturelle existe chez un grand nombre d'animaux. La plus remarquable est celle qui a été reconnue sur les moutons d'Algérie par M. Chauveau qui a montré qu'elle était congénitale et tenait à une aptitude de race (1). Sa nature intime est encore à chercher; ne serait-elle pas la résistance indiquée plus haut, portée à un haut degré? n'y aurait-il pas une simple différence d'intensité entre la résistance d'un lapin ou d'un mouton quelconque et celle d'un mouton algérien? Pensant qu'on pourrait peut-être agir par l'hémorrhagie sur cette immunité comme on avait agi sur les premiers animaux, M. Chauveau fit avec moi l'expérience suivante sur trois moutons algériens nourris depuis longtemps dans la bergerie et destinés à une autre étude.

On leur inocula à l'oreille une matière charbonneuse, qui fut en même temps inoculée à un cochon d'Inde; puis on pratiqua à l'un d'eux une saignée de 800^{cc}; à un autre, une saignée de un litre; le troisième ne fut pas saigné. Ces trois moutons survécurent; la matière inoculée était de bonne qualité, car elle tua le cobaye.

Mais ces animaux ne possédaient pas seulement leur immunité naturelle; celle-ci avait été renforcée chez eux par plusieurs inoculations préventives; aussi recommença-t-on l'expérience sur quatre autres moutons algériens possédant leur état naturel. Après l'inoculation, l'un des moutons subit une saignée de

(1) CHAUVEAU, *Nature de l'immunité des moutons algériens contre le sang de rate. Est-ce une aptitude de race?* Académie des Sciences, 5 juillet 1880.

600^{cc}, un autre, de 1 litre environ ; les deux autres ne furent pas saignés. Tous les quatre survécurent ; comme la première fois, la mort d'un cochon d'Inde attestait la qualité de la matière infectieuse.

On serait peut-être tenté de conclure de là que l'immunité des moutons algériens diffère par sa nature de la résistance d'un animal quelconque. Cette conclusion ne me semblerait pas rigoureuse, car, même avec une identité de nature, une différence d'intensité peut suffire à expliquer la différence des résultats.

Si ces deux expériences n'autorisent aucune conclusion sérieuse relativement à l'analogie entre l'immunité naturelle et la résistance de tout organisme, cette analogie ressort de l'effet, observé par M. Chauveau, des doses variables de matière charbonneuse sur les moutons algériens ; tandis que l'inoculation d'une dose moyenne de matière charbonneuse ne produit sur ces animaux que des effets peu marqués, on détermine, avec une très forte dose, des accidents graves et parfois la mort. Au degré près, c'est le même phénomène que celui qu'on observe chez certains sujets de race non réfractaire ; les effets obtenus augmentent avec la quantité introduite. D'ailleurs, en relatant ses expériences sur les moutons algériens, M. Chauveau faisait remarquer que chez eux les choses se passaient, après une inoculation bactéridienne, non pas comme si les bactéridies ne trouvaient pas à s'y nourrir, mais comme si elles rencontraient un obstacle à leur prolifération. (1).

(1) CHAUVEAU, *Des causes qui peuvent faire varier les résultats*

Quant à l'immunité acquise, si l'on en croit M. Pasteur, elle est toute différente ; c'est le résultat de l'épuisement du milieu nutritif ; pour lui, la bactéridie, en proliférant dans l'organisme, se nourrit de certaines substances qu'elle arrive à consommer suffisamment pour que désormais de nouvelles bactéridies ne puissent plus se multiplier dans le même milieu. En effet, dit-il, c'est ce qui se passe dans les cultures: qu'on recueille le liquide d'une culture filtrée, qu'on y tente un nouvel ensemencement, on n'obtiendra rien ; la première culture a détruit les substances nécessaires à la vie du microbe, ce liquide est maintenant épuisé. L'impossibilité d'un nouveau développement dans un tel milieu ne tient pas, dit-il encore, à la présence d'une substance excrétée par le microbe, et toxique pour lui ; ce que démontre l'expérience suivante : il fait évaporer, à froid, une culture jusqu'à siccité, il dissout le résidu dans un nouveau liquide, qu'il ensemence, et il obtient un développement ; s'il y avait eu une substance toxique, elle se serait trouvée dans le résidu, et elle se serait opposée à la seconde prolifération.

Il est impossible de nier ces faits : il faut admettre que dans les cultures le microbe épuise la provision nutritive, sans excréter de substance qui lui soit nuisible. Mais est-ce à dire qu'il en soit de même dans l'organisme ? Parce que, dans un ballon, le développement du mycélium peut épuiser les matières dont

de l'inoculation charbonneuse sur les moutons. Influence de la quantité des agents infectieux. Application à la théorie de l'immunité. Acad. des Sciences, 28 juin 1880.

il se nourrit, est-ce une raison pour admettre que dans un organisme, comme celui du mouton, la bactéridie doit arriver à produire le même épuisement ? Sans doute elle se nourrit, et en se nourrissant elle consomme des matières nutritives ; mais j'ai déjà dit que dans un mouton ou un lapin elle trouvait cette provision alimentaire en beaucoup plus grande quantité qu'elle n'en avait besoin pour envahir l'organisme entier. Cette conclusion me paraît motivée par l'influence de l'hémorrhagie ; elle ressort aussi d'un essai de culture que j'ai fait avec quelques gouttes de sang d'un cobaye mort du charbon, dans de l'eau distillée, qui a produit rapidement des spores assez abondantes et remarquablement actives. Si donc, une infection bactéridienne suffisante pour tuer ne produit pas l'épuisement, comment une infection beaucoup moindre qui ne tue pas, peut-elle le produire ? Sans vouloir repousser formellement la théorie de M. Pasteur, je montre la difficulté qu'il y a à concilier avec elle les résultats de mes expériences.

Si ces faits ne concordent pas facilement avec la théorie de l'épuisement, il en est de même de l'influence des doses de matière inoculée, qui est la même contre l'immunité acquise que contre l'immunité naturelle ou la résistance d'un organisme quelconque, comme l'a observé encore M. Chauveau. Un animal qui a subi des inoculations préventives est beaucoup plus influencé par une très forte dose de matière charbonneuse que par une dose moyenne. Si l'immunité acquise n'est pas autre chose que l'effet de l'épuisement des milieux, comment ceux-ci peuvent-ils ne pas contenir assez de matières nutritives pour un petit nombre de microbes et en offrir suffisamment à un plus grand nombre?

Des expériences relatées au commencement de ce chapitre sur l'effet de l'hémorrhagie, j'ai cru pouvoir conclure qu'il existe dans l'organisme des lapins et des moutons non doués de l'immunité, autrement dit des animaux aptes à l'évolution du charbon, un obstacle à la prolifération des bactéridies, une résistance qui gêne sa nutrition.

J'ai montré par la comparaison avec des phénomènes observés dans les cultures, que cette résistance devait être en grande partie d'ordre purement chimique.

J'ai dit, me basant sur l'analogie des effets des doses variables, que l'immunité naturelle, celle des moutons algériens par exemple, pouvait bien n'être que cette même résistance poussée à un haut degré.

Je compare maintenant avec l'une et l'autre l'immunité acquise, et constatant que contre elle encore on obtient par de nouvelles inoculations des effets proportionnels à la dose de matière inoculée, je ne peux m'empêcher de penser que dans tous ces cas on est en présence d'une résistance de même nature; et je crois pouvoir admettre : que la bactéridie rencontre dans tout organisme une résistance à sa prolifération, que, facilement vaincue chez un certain nombre d'animaux, tels que les moutons de nos pays et les lapins, cette résistance constitue, lorsqu'elle est considérable, l'immunité naturelle de certaines races de moutons et probablement aussi celles des autres animaux réfractaires ; enfin que la bactéridie, en proliférant dans un organisme, provoque un accroissement de cette résistance.

L'immunité acquise résulterait alors de la résistance naturelle considérablement accrue. Je ne voudrais pourtant pas rejeter toute idée d'épuisement ; peut-être les deux causes sont-elles ici associées.

Je ne terminerai pas ce chapitre sans dire que ces conclusions paraissent devoir être applicables, sinon à tous les agents infectieux et virulents, du moins à l'un d'eux, qui, récemment découvert, est un de ceux dont l'histoire est le plus complète ; je veux parler du microbe du charbon symptomatique.

De même qu'avec la bactéridie dans certains organismes de faible réceptivité, on produit par l'inoculation de celui-ci des effets d'autant moins marqués qu'on en introduit une moindre quantité ; et l'on peut ainsi, et bien plus facilement que pour le charbon bactéridien, déterminer l'immunité par l'inoculation d'une faible dose.

3521. — Impr. A. Waltener et Cie, 14, rue Bellecordière, Lyon.

TABLE DES MATIÈRES

IMPRIMERIE A. WALTENER & Cie
LYON — 14, rue Bellecordière — LYON

www.ingramcontent.com/pod-product-compliance
Ingram Content Group UK Ltd.
Pitfield, Milton Keynes, MK11 3LW, UK
UKHW020204200726
13856UKWH00003B/1184